ABSORBABLE
THREAD-LIFT

面部埋线
提升美容术

注　意

　　该领域的理论知识和临床实践在不断变化。随着新的研究与经验不断扩充我们的知识结构，在实践、治疗和用药方面做出适当的改动是必要或适宜的。建议读者检查相关操作的最新信息，或检查每一药物生产厂家所提供的最新产品信息，以确定药物的推荐剂量、服用方法、服用时间以及相关禁忌证。治疗医师根据对患者的了解和相关经验，确立诊断，确定每一位患者的服药剂量和最佳治疗方法，并采取适当的安全预防措施，是其职责所在。不论是出版商还是著作者，对于在本出版物使用过程中引起的或与本出版物相关的任何个人或财产的损伤和（或）损失，均不承担任何责任。

出版者

ABSORBABLE
THREAD-LIFT

面部埋线
提升美容术

主　编　郑永生

副主编　姜胜勋（韩）　鲁峰一（韩）　尹盛载（韩）

编　委　（按姓名汉语拼音排序）
　　　　杜建龙（保定蓝山医疗美容医院）
　　　　姜胜勋（韩国春夏秋冬皮肤科整形外科医院）
　　　　鲁峰一（韩国歌柔飞整形外科医院）
　　　　许莲姬（首都医科大学附属北京同仁医院）
　　　　尹盛载（韩国 Leaders 皮肤科医院）
　　　　赵　玲（北京正美医疗美容医院）
　　　　郑永生（北京正美医疗美容医院）

 北京大学医学出版社

MIANBU MAIXIAN TISHENG MEIRONGSHU

图书在版编目（CIP）数据

面部埋线提升美容术 / 郑永生主编 . —北京：北京大学医学出版社，2020.1

ISBN 978-7-5659-2100-1

Ⅰ．①面… Ⅱ．①郑… Ⅲ．①面－美容术 Ⅳ.① R622

中国版本图书馆 CIP 数据核字（2019）第 255781 号

面部埋线提升美容术

主　　编：郑永生

出版发行：北京大学医学出版社（电话：010-82802495）

地　　址：（100191）北京市海淀区学院路 38 号　北京大学医学部院内

电　　话：发行部 010-82802230；图书邮购 010-82802495

网　　址：http：//www.pumpress.com.cn

E - m a i l：booksale@bjmu.edu.cn

印　　刷：北京金康利印刷有限公司

经　　销：新华书店

责任编辑：李　娜　　责任校对：靳新强　　责任印制：李　啸

开　　本：889 mm×1194 mm　1/16　　印张：9.25　字数：190 千字

版　　次：2020 年 1 月第 1 版　2020 年 1 月第 1 次印刷

书　　号：ISBN 978-7-5659-2100-1

定　　价：135.00 元

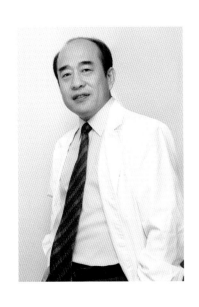

郑永生，医学博士，主任医师，教授，研究生导师，北京同仁医院整形美容外科创建人。毕业于中国协和医科大学，师从于中国整形外科之父宋儒耀教授和国际著名整形外科大师陈宗基教授，一直专注于眼鼻整形和微整形的临床、科研与教学工作，在唇裂鼻畸形整复、复杂鼻整形、眼睑缺损修复、面部美容外科以及微整形等领域有较深入的研究，多次作为日本、韩国、美国等学术年会的特邀嘉宾并作演讲。主译和参编《现代韩国眼部美容成形术》《注射充填颜面美容》《整形外科学》《整形外科手术精要与并发症》《瘢痕整形外科学》等十余部医学著作，在医学核心期刊发表论文60余篇。

现任中国整形美容协会眼整形美容分会会长、中国非公立医疗机构协会眼整形美容分委会主任委员、中国中西医结合学会医美美容分会眼整形专委会主任委员、中国中西医结合学会医学美容分会鼻整形专委会副主任委员、中华整形外科学会鼻整形学组副组长、中华整形外科学会瘢痕学组副组长、中国整形美容协会美容与再生医学分会副会长、中国医疗保健国际交流促进会整形美容分会副会长、北京医师协会整形美容分会副会长、北京市整形外科学会常务委员。

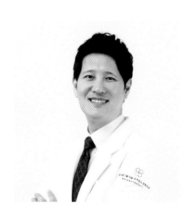

姜成勋

- 韩国春夏秋冬皮肤科整形外科医院
- 仁济大学医院皮肤科临床讲师
- 大韩皮肤科学会委员
- 大韩皮肤美容外科学会委员

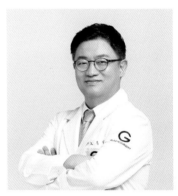

鲁峰一

- 韩国歌柔飞整形外科医院
- 前大韩整形外科微创研究会企划理事
- 前大韩整形外科医师学会常任理事
- 前大韩整形外科微创分会会长

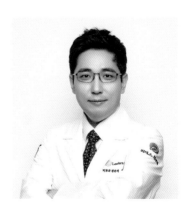

尹盛载

- 韩国Leaders皮肤科医院
- 大韩皮肤抗老化研究会教育理事
- 成均馆大学医学院客座教授

　　从第一代面部提升术应用于临床以来，至今已有100多年的历史。虽然方法不断得到完善，但直到面部浅表肌腱膜系统（superficial musculoaponeurotic system，SMAS）的解剖概念被提出后，面部提升术才有了根本性进步。随后，学者们对面部除皱手术方法进行了诸多改进，但都是以较大的组织创伤和较长的恢复时间来换取手术效果，这是很多求美者甚至医生所不愿接受的。寻求一种创伤小、恢复快、效果好的面部提升方法，一直是学者们探究的目标。

　　面部埋线提升的历史可追溯到20世纪80年代后期，之后的40年，虽然埋线提升的术式和线材有了一些改进及发展，但进展缓慢。埋线提升的理念一直没有被医生和大众所广泛接受，因而未能得到普及与推广。直到近10年对二氧环己酮（para-dioxanone，PDO）线的出现，由于其具备可吸收的安全性，以及可刺激周围组织再生胶原蛋白从而达到面部提升的作用，埋线提升的理念才逐渐得到更多的认同，使得这一治疗手段在临床上被广泛推广并快速发展。

　　近年来，学者们通过对各类可吸收线进行临床对比观察，对它们的差异性和优缺点有了进一步认识。但到目前为止，埋线对提升面部和实现美容效果的本质还有待更深入的研究，相关理论和实操技巧的文献报道与专业书籍也较少，因此，我认为有必要撰写一本关于埋线提升的专业书籍来分享我们的一些临床经验，以

前 言

供同道们参考与交流。

本书共分七章，包括面部埋线提升术的历史回顾、面部应用解剖、外科用可吸收缝合线的分类、术前准备、手术方法、临床案例分析、术后注意事项及并发症的防治等内容，系统阐述了面部埋线提升术的现状、进展和临床实践，并根据读者的不同基础，从相对简单的平滑线到经验丰富后使用的锯齿线，从初学者到熟练者，由浅入深地按序介绍。同时，为了便于读者掌握临床实操技巧，对大量临床案例的适应证选择和操作方法进行了分析讲解，以帮助读者更好地学习与掌握面部埋线提升术的技术精髓。

需要提及的是，在本书编写过程中，我有幸与韩国同道姜胜勋、鲁峰一和尹盛载等医生达成共识，共同完成了这本介绍中韩学者在这一领域实践经验的书籍。书中的很多案例由韩国同道提供，解剖章节肖像由田雪医生提供，在此一并表示真诚感谢。此外，还要特别感谢北京大学医学出版社的李娜编辑，在校对审稿过程中，其严谨认真的工作态度也极大地促进了本书的顺利出版。

由于该领域发展时间尚短，还没有足够多的文献资料以供参考，编者们也在临床实践中不断地摸索并总结经验；另外，在编写本书的一年时间内，又不断涌现出一些新的进展，未能悉数记述，故书中不足之处在所难免。希望同道们提出宝贵意见，以便再版时修订。

郑永生

目　录

第 1 章　面部埋线提升术的发展历史 001

第 2 章　面部埋线提升术应用解剖 005
第 1 节　面部形态与解剖分区 005
一、面部形态分区 005
二、面部解剖分区 008
三、面部老化的病理变化 010
第 2 节　面部解剖分层 011
一、面部皮肤组织 012
二、面部脂肪组织 014
三、面部肌肉组织 018
四、面部韧带结构 019
五、浅表肌腱膜系统 020
六、面部血管 022
七、面部神经 024
第 3 节　面部老化机制及治疗策略 025

第 3 章　外科用可吸收缝合线的分类 027
第 1 节　材料分类 027
一、肠线 027
二、聚乙醇酸线 028
三、聚乳酸线 028
四、对二氧环己酮线 028
五、聚对二氧环己酮线 028

六、聚三亚甲基碳酸酯线 029

七、聚己内酯线 029

八、聚左旋乳酸线 029

第2节 形态分类 030

一、非锯齿线 030

二、锯齿线 032

第 4 章 术前准备 037

第1节 面诊咨询 037

第2节 照相 038

第3节 术前准备 039

一、体位 039

二、器械 040

第4节 设计 044

第5节 麻醉 044

第 5 章 面部埋线提升术的手术方法 045

第1节 平滑线埋置术的原则、方法与应用 ... 046

一、平滑线埋置术的原则 046

二、平滑线埋置术的基本方法 049

三、平滑线埋置术的临床应用 052

第2节 锯齿线埋置术的临床应用 057

一、悬浮法 059

二、硬性锚定法 069

三、软性锚定法 077

第3节 垂直提升法 085

一、临床适应证 087

二、材料准备 087

三、基本设计 087

四、手术步骤 088

五、注意事项 090

六、临床疗效观察 090

第 6 章　临床案例分析 092

　　第 1 节　埋线常用描述方法 092

　　第 2 节　结合临床案例的手术方法 093

　　　　一、案例 01 093

　　　　二、案例 02 096

　　　　三、案例 03 098

　　　　四、案例 04 101

　　　　五、案例 05 102

　　　　六、案例 06 104

　　　　七、案例 07 106

　　　　八、案例 08 108

　　　　九、案例 09 110

　　　　十、案例 10 113

　　　　十一、案例 11 115

　　　　十二、案例 12 118

　　　　十三、案例 13 120

　　　　十四、案例 14 122

第 7 章　术后注意事项及并发症防治 125

　　第 1 节　术后注意事项 125

　　第 2 节　术后并发症的预防与治疗 126

　　　　一、面部不对称 126

　　　　二、淤血和血肿 126

　　　　三、疼痛 128

　　　　四、可见埋线轮廓影或可触及线体 128

　　　　五、皮肤凹陷 129

　　　　六、颊中沟加重 130

　　　　七、埋线的移动和凸出 130

　　　　八、术后感染 131

　　　　九、神经损伤 131

　　　　十、瘢痕 132

　　　　十一、腮腺损伤 132

第1章

面部埋线提升术的发展历史

一直以来，人们为了改善面部皮肤衰老，采用了多种手术方法和化学磨削、激光、高频电波等非手术治疗方法。目前，面部提升手术虽有很大改进，但仍是在传统手术方法基础上的改进。这种手术创伤面积相对较大，术后常会有血肿、神经损伤、瘢痕增生等并发症发生，且术后恢复时间较长，影响受术者从事社会活动。此外，由于这类手术的技术要求较高、难度较大，也使其应用受到很大限制。利用激光、高频电波或超声波等改善面部衰老的非手术治疗方法，具有操作相对简单、对技术要求不高、恢复时间较短、对从事社会活动影响较小，且并发症较少等优点。但与手术方法相比，其缺点是治疗效果常不尽如人意，且需要购买昂贵的设备。

相比传统面部提升手术而言，面部埋线提升术是一种在微创整形理念指导下的新的手术方式。这种术式的原理是借助线材植入，把组织提升移位到理想位置，不对皮下组织做大范围的解剖分离，从而实现面部年轻态。因此，面部埋线提升术以其"创伤小、恢复快、满意度高、并发症少"等特点而越来越多地被应用于临床。

早期，面部埋线提升术使用的是不可降解吸收的缝合线，这些缝合线在效果和持续时间方面颇有争议，故未能得以广泛应用。真正使面部埋线提升术得到普遍认可的是锯齿线的应用。美国的Ruff[1]于20世纪90年代初将锯齿线应用于临床，他采用10 cm长的不可吸收双向锯齿线来提升面部组织，此后该方法逐渐得以推广（图1-1）。

2002年，Sasaki[2]在美国《整形与重建外科》（Plastic and Reconstructive Surgery, PRS）杂志上发表了使用膨体线行面部提升术的文章，但该材料的应用也因存在诸多问题而最终被弃用。

2004年，面部轮廓提升锯齿线获美国食品药品监督管理局的批准。此后，将完全松弛的组织固定于坚硬组织上来实现提升的方法渐成主流。随后，有学者提出缝合线悬挂法提升面部的方法，该方法采用弹性线来实现面部组织提升，并推出了几种用于固定的线，但因效果不理想而使用不多。其原因可能是：环状埋线向上牵拉组织的固定法会出现埋线对组织的切割效应，即线体受表情肌运动和组织向下的重力作用而嵌入组织内部，减弱了牵拉组织的力量。为解决这一问题，在环状牵拉的基础上，出现了锯齿线，用于增加向上固定组织的牵拉力。

2007年，圆锥体提升线在韩国上市，该产品将圆锥体而不是锯齿固定于不可吸收线上（图1-2）。该方法的提升效果好且持续时间较久，但因需要在头皮上做切口，加之所需材料相对昂贵，故未能普及。

2007年，利用不可吸收的长锯齿线进行面部提升术在韩国获得许可，但由于需要放置的线材多、技术难度较大、线体不可降解等缺点，亦未能流行起来。

2010年以后，可吸收线逐渐成为趋势。在此期间，将无锯齿的对二氧环己酮（para-dioxanone，PDO）线植入皮下的方法流行起来。PDO线的优点是材料费用低、手术时间短、恢复快，但缺点是提升效果轻微且维持时间短。为克服这些不足，2012年，临床开始应用10～15 cm的可吸收锯齿线行悬浮法面部提升。此后，临床又开始用带锯齿的长40 cm以上的可吸收线行锚定法面部提升。

2013年以后，锯齿线的制作工艺有所改良，与之前用刀切割制成刺的方法不同，改良后的锯齿线通过注塑模具制作而成。最近还出现了经低温热处理后用金属灌注压力模具制成的锯齿线。这种线较之前的铸造线锯齿更多，故认为其提升组织力度更强。

2015年，Dong Hye Suh应用PDO线行面部提升时，发现PDO线对皮肤质地改善的作用明显优于其提升的作用。2016年，Moon Seok Kang等[3]报道了应用双针缝合线Elastic Lift

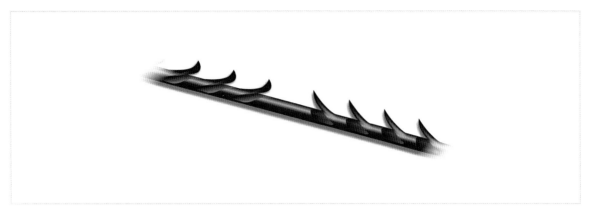

图 1-1　Ruff 早期采用的双向锯齿线

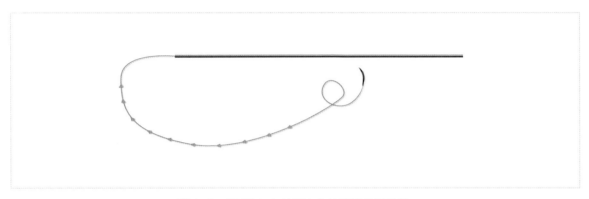

图 1-2　2007 年在韩国上市的圆锥体提升线

（不可吸收弹性缝合线）行中下面部埋线提升术，提升效果良好。

2018年，Karimi K[4]报道认为聚对二氧环己酮（poly-para-dioxanone, PPDO）埋线技术是一个全新的、很有前途的微创面部年轻化手段。意大利的Dario Bertossi采用PPDO倒刺缝合线对160例患者进行面部年轻化治疗，随访发现，6个月的改善效果显著，1年左右作用基本消失。

目前，面部埋线提升术采用的多是可吸收线，这种可吸收线的代谢周期为半年至两年不等。随着线材的降解，其对组织的提升作用也会逐渐减弱。但与传统的除皱术相比，使用可吸收线行面部提升术具备创伤小、恢复快、可以反复多次施术的优势，是广大求美者面部抗衰老比较理想的手术方法。特别是对于年轻女性求美者，她们面部皮肤的紧致度尚好，只是局部出现松弛，这种情况并非传统除皱术的最佳适应证，而采用埋线提升术则是很好的选择。当然，为了加强提升效果，应用吸收时间较长的锯齿线配合平滑线施术会进一步加强提升效果。

参考文献

[1] Ruff G.Technique and uses for absorbable barbed sutures. Aesthet Surg J, 2006,26(5):620-628.

[2] Sasaki GH, Cohen AT.Meloplication of the malar fat pads by percutaneous cable-suture technique for midface rejuvenation: outcome study (392 cases, 6 years' experience).Plast Reconstr Surg, 2002,110(2):635-654.

[3] Moon SK, Jin SS, Seung MN, et al. Evaluation of elastic lift for facial rejuvenation.Arch Aesthetic Plast Surg,2016, 22(1):20-27.

[4] Karimi K.Technique for nonsurgical lifting procedures using polydioxanone threads. JAMA Facial Plastic Surgery, 2018, 20(6):511-512.

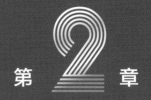

第 **2** 章

面部埋线提升术应用解剖

第 1 节

面部形态与解剖分区

　　颜面部是指上起发际，下达下颌骨下缘，两侧至下颌支后缘之间的部位，也是最能体现个体特征和个性差异的体表部位。而正是颜面部的个体独特性，才使个体得以区别，也催生了颜面部美学研究的进步。在临床实践中，医生需要熟悉并掌握面部解剖结构与形态特征，尤其对面部的解剖标志，需要有很精确的定位甚至定量。

一、面部形态分区

　　面部的形态分区已有很多研究成果，目前更适合临床工作的分区方法是建立在形态学和解剖学基础上的。根据面部形态特点，可以眶外缘垂直线为界，将面部分为正面部和侧面部。在此基础上可分为上、中、下三部分，侧面又分为前、中、后三部分（图2-1）。

（一）正面部

面部表情肌主要分布于此区域，以完成各种表情动作。由于这些肌肉的活动度和精细度较高，大量肌纤维附着于皮肤组织，故而长期作用导致这些附着部位的皮肤产生相应变化，引起皮肤松垂和面部老化，如眼轮匝肌长期作用于外眦区而产生的鱼尾纹，额肌长期作用于额部而产生的额纹等。

（二）侧面部

此区域解剖特点是含有丰富的皮下脂肪组织以呈现面部轮廓感，主要结构包括颞部、颊部、咬肌、腮腺等组织，且面部的血管、神经主干主要走行于此，以完成咀嚼、咬合等主要功能。

（三）面部形态美学

临床一般常用"三庭五眼"，即"横三庭、竖五眼"的比例作为美学标准，来评价面部的形态特征，其核心是面部的协调性和对称性。

1. 面部水平比例　指面部纵向长度比例，将面部纵向长度分为上、中、下三部分，符合美学标准的比例是上、中、下呈三等份。而每一部分又可按照形态特征细分为亚单元（图2-2）。

（1）大三庭：沿眉间点、鼻下点做横线，可将面部分成水平三部分，即眉与发际之间为上庭，眉与鼻基底之间为中庭，鼻基底与下颏之间为下庭。符合美学标准的比例为上、中、下三庭各占1/3。

（2）小三庭：系指从鼻下点至口裂点、口裂点至颏上点（颏唇沟正中点）、颏上点至颏下点，又将面下1/3分为三个基本相等的部分，其中上1/3为上唇高度，下2/3为下唇及颏的高度。

（3）侧三庭：以耳屏中心为顶点，分别向发际中点、眉间点、鼻尖点和颏前点做连线，形成三个夹角，其夹角差小于10°则符合颜面美学比例（图2-3）。

2. 面部纵向比例　指面部正面宽度的比例。"五眼"系指沿两眼内、外眦做垂线，可将面部纵向分为五份，符合美学标准的比例是每一份额的宽度都与一个眼裂的宽度相等，即两眼内眦间距，两眼裂宽度和左、右外眦至耳轮间距相等。

　　侧面观，面部纵向也可分为三部分（图2-4），即前面部、中面部和后面部。最内侧的部分为前面部，包括前额的中央区、鼻部、上唇和颏部的内侧部，这些区域软组织被韧带组织牢固地固定在骨膜组织上，使得该区域的软组织相对稳定；中面部主要由肌肉和脂肪组织构成，从内侧到颞区，包括眉尾、下颌骨区域等，此区域由于缺乏牢固的韧带组织支持而易于松垂；后面部位于中面部后方，其软组织与深筋膜附着相对紧密，移动性很小，软组织也不易下垂。

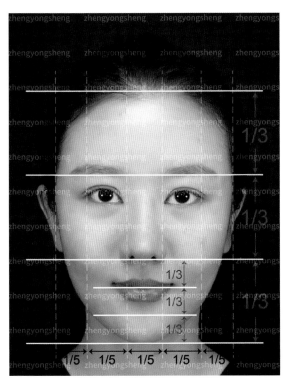

图 2-1　面部形态美学分区（正面）

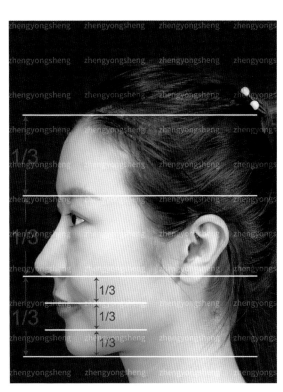

图 2-2　面部形态美学分区（侧面）

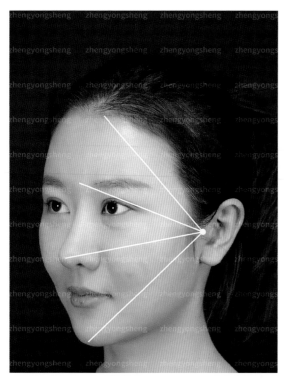

图 2-3 面部侧三庭划分

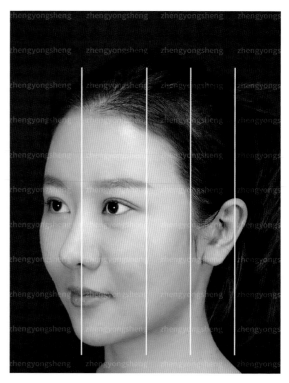

图 2-4 面部纵向划分

二、面部解剖分区

根据解剖特点，临床常将面部划分为额区、颞区、眶区、眶下区、颧区、鼻区、颊区、腮腺咬肌区、口周区、颏区等区域（图2-5、图2-6）。

1. **额区** 上界为发际，下界为眶上缘，两侧为上颞线。

2. **颞区** 后界为发际，下界为颧弓上缘，前上界为上颞线。

3. **眶区** 四周以眶缘为界，为视器所在。

4. **眶下区** 上为眶下缘，内邻鼻区，外侧界为上颌骨颧突根部的垂线，下界为唇面沟中点至上颌骨颧突根下缘的连线。

5. **颧区** 上为颧弓上缘，下为颧骨下缘，前界为上颌骨颧突根部，后界是颧弓后端。

6. **鼻区** 上界为鼻根点，下界为鼻底，两侧界为内眦与鼻翼点的连线，为鼻所在。

7. **颊区** 前界为口周区和颏区，后界为咬肌前缘，上邻眶下区和颧区，下界为下颌下缘。

8. 腮腺咬肌区　上为颧弓及外耳道下缘，前为咬肌前缘，后为胸锁乳突肌、乳突、二腹肌后腹的前缘，下以下颌下缘为界。

9. 口周区　上界为鼻底，两侧界为唇面沟，下以颏唇沟与颏区分界，为口所在。

10. 颏区　上界为颏唇沟，两侧界为口角的垂线，下以下颌下缘为界。

11. 面侧深区　位于颧弓和下颌支的深面，前为上颌骨的后面，后界为腮腺深叶，内为翼外板，外以下颌支为界。该区亦即颞下间隙及翼颌间隙的范围。

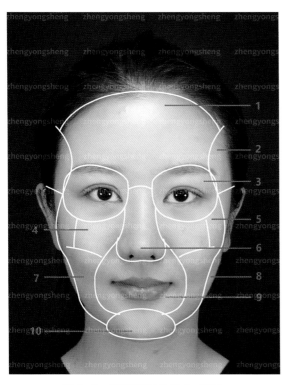

图 2-5　面部解剖分区（正面）

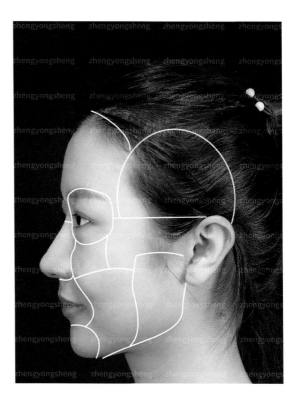

图 2-6　面部解剖分区（侧面）

1.额区；2.颞区；3.眶区；4.眶下区；5.颧区；
6.鼻区；7.颊区；8.腮腺咬肌区；9.口周区；
10.颏区

三、面部老化的病理变化

年轻时，面部上、中、下三部分接近均等，比例合适。随着年龄增长，面部骨组织萎缩和软组织松垂，使得面部上1/3逐渐加长，中1/3则被压缩而变短，下1/3则由于上颌骨和下颌骨的骨质逐渐脱失，再加上皮肤和皮下组织变薄及面中1/3组织松弛，也呈现出缩短表现。同时再加上颞区和颊区软组织容量的减少，使得面部呈现正三角或正梯形外观。这些随年龄增长而发生的改变呈渐进性加重的趋势，因此形态美学在面部各种美容外科治疗和抗老化治疗中具有重要的参考价值（图2-7）。

由于中面部（面部侧面）缺乏牢固的韧带和纤维组织支持，加之肌肉脂肪组织较多，使其易于出现松弛下垂。面部发生松垂的部分主要是在面部侧方，而颧弓下方的面颊部软组织附着相对较弱，松弛的幅度也最明显。面部下垂的主要表现为侧面部下垂、下颌骨缘轮廓不清或消失、软组织堆积、鼻唇沟和唇颊沟加深等。而颞区、颊部软组织的容量减少，更加重这种松垂堆积的外观，凸显面部老态。因此，面部埋线提升术的主要目标就是阻止和拮抗面部侧方尤其是面颊部的下垂（图2-8）。

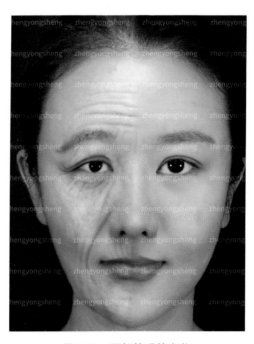

图2-7　面部外观的老化

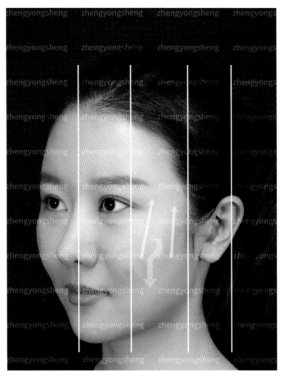

图 2-8　面部埋线提升拮抗下垂

综上所述，面部老化的主要原因在于附着的韧带组织、纤维结缔组织松弛，局部的软组织萎缩导致软组织充盈度下降和松垂。因此，对面部老化不仅要从形态学上加以认识，还要从面部解剖学特点出发，寻找其发生机制和探求解决方案。

第 2 节
面部解剖分层

最常采用的面部组织解剖分层方法是Mendelson等提出的五层分类法，该方法把面部组织分为5个层次，由表及里的顺序为：皮肤层、浅层脂肪层、浅表肌腱膜系统（superficial musculoaponeurotic system，SMAS）、深层脂肪层和骨膜层5个层次（图2-9）。事实上，面部有些肌肉位置比SMAS浅，有些则比SMAS深。此外，许多肌肉起自骨骼，止于皮肤，走行多样，故上述五层分类法并非绝对。

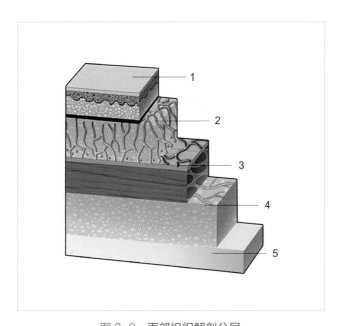

图 2-9　面部组织解剖分层

1.皮肤层；2.浅层脂肪层；3.SMAS；4.深层脂肪层；5.骨膜层

一、面部皮肤组织

面部皮肤是人体最大的器官，其特点如下：

1. 面部皮肤厚薄不均。上、下睑区的皮肤较薄，近睑缘处皮肤最薄，仅为0.5 mm；颊部皮肤相对较厚，可达2.5 mm。面部皮肤的厚薄是手术切口选择的重要依据。由于皮肤薄和真皮组织相对较少，术后瘢痕增生的概率非常小。因此，手术切口选择在皮肤较薄的区域，可最大限度降低瘢痕增生的概率。

2. 面部皮肤血管密集，血运丰富，组织再生和抗感染能力很强，利于创口愈合。

3. 面部皮肤真皮层内含有大量胶原纤维和弹性纤维，富于韧性和弹性，这是保持面部皮肤紧张度、维持面部饱满年轻的重要因素。

4. 面部皮肤也是表情肌的止点，肌肉收缩牵引皮肤形成与肌纤维长轴相垂直的皮肤皱纹线即动力性皱纹，也是老化的征象之一。

5. 当面部发生老化时，皮肤会出现皱褶或皱纹，其与面部的表情肌纤维方向是垂直的（图2-10、图2-11），与皮肤真皮内胶原纤维和弹性纤维的长轴是一致的，所以，在选择手术切口时应顺沿皮肤皱纹、皱褶线的走行方向，以利于切口愈合，减少术后瘢痕发生（图2-12）。

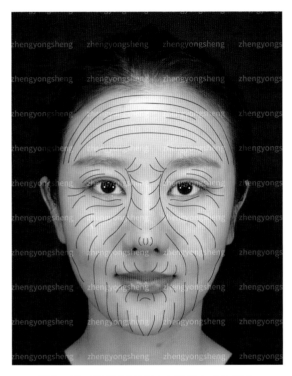

图 2-10　面部皮肤皱纹走行分布（正面）

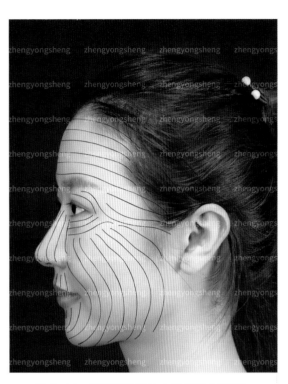

图 2-11　面部皮肤皱纹走行分布（侧面）

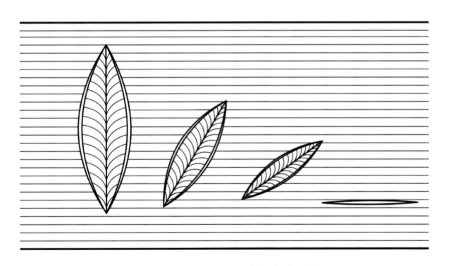

图 2-12　皮肤切口方向与瘢痕形成

二、面部脂肪组织

面部脂肪是呈多个边界明确的脂肪区，而非一片连续的脂肪块或脂肪团。根据面部不同的脂肪分区，分别以不同的方式在不同的时间段发生变化。面部脂肪组织被SMAS分隔为浅层脂肪（占总量的50% ~ 55%）和深层脂肪（占总量的45% ~ 50%）。

（一）浅层脂肪组织

解剖特点：浅层脂肪呈连续、不均匀分布，不含有知名血管，只含有浅在走行的血管。在SMAS和真皮之间有纤维间隔连接，这些纤维连接将脂肪分隔，并形成不同的脂肪室。面部浅层脂肪厚薄不均，因部位不同而差别较大，如眶部眼轮匝肌浅面的脂肪组织非常薄弱，而面颊部浅层脂肪组织相对较厚。

1. 额区　面部最上端的额部浅层脂肪有中、内、外三个脂肪室。中央脂肪室居于额部正中，下方延伸至鼻背，外侧被颞部内侧脂肪室分隔，下方被眼轮匝肌支持韧带（orbicularis retaining ligament，ORL）分隔（图2-13）。额区与颞区之间的深层边界是颞上融合区，在额部提拉手术中，需松解颞上融合区以增加额部组织的移动度。

2. 眶区　眶区有眼轮匝肌支持韧带环绕眶腔而成，其于内、外眦处与内眦韧带和外眦韧带融合，阻隔了眶周脂肪室之间的交通，而使眶腔成为相对独立的单元，最大限度地保护了眶腔。

眶区有上、下、外侧3个浅层脂肪室。眶区上方脂肪室位于眼轮匝肌韧带下方，包绕眶腔，形成一道软组织防护层以保护眼球；眶区下方脂肪室位于下睑板下方，是较薄弱的一层脂肪组织；眶区外侧脂肪室位于眶外侧，其上界为颞下间隔，下界为颊上间隔，其外侧是颞颊区的脂肪室。

3. 颊区　在颊部有5个浅层脂肪室和4个深层脂肪室。位于SMAS表面的5个浅层脂肪室如下：

（1）眶下脂肪室：位于眼轮匝肌支持韧带下方和颧韧带上方。

（2）鼻唇沟脂肪室：沿鼻唇沟走行分布。

（3）颊部中间脂肪室：位于颊部内、外侧脂肪室之间，居于颊部中央区域。

（4）颊部内侧脂肪室：位于鼻椎体的外侧、眶下脂肪室下方。

（5）外侧颞颊脂肪室：位于颊部脂肪室的最外侧，覆盖范围广泛，从颞区经过耳前区直到下颌角区。

其中，眶下脂肪室、颊部内侧脂肪室和鼻唇沟脂肪室三者共同构成了颧部脂肪垫（图2-14）。

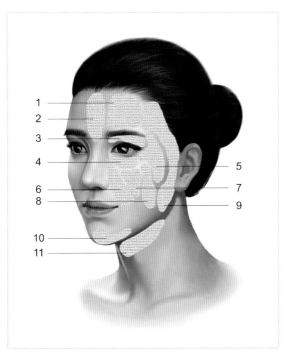

图 2-13　面部浅层脂肪组织

1.前额中央脂肪室；2.中央脂肪室；3.眶上脂肪室；4.眶下脂肪室；5.眶外侧脂肪室；6.鼻唇沟脂肪室；7.颊部内侧脂肪室；8.颊部中间脂肪室；9.外侧颞颊脂肪室；10.下颌脂肪室；11.颈阔肌前脂肪室

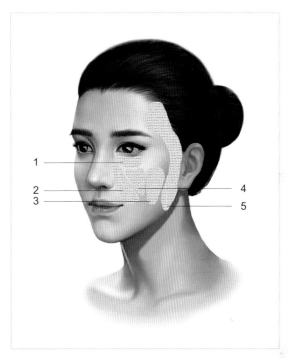

图 2-14　颊部浅层脂肪组织

1.眶下脂肪室；2.鼻唇沟脂肪室；3.颊部中间脂肪室；4.颊部内侧脂肪室；5.外侧颞颊脂肪室

（二）深层脂肪组织

解剖特点：深层脂肪室位于SMAS深层，与骨膜相连，其充盈度对面部外形十分重要。SMAS深层的脂肪是不连续的，纤维间隔也很少见；其解剖单元之间的分界处是面部手术分离的高风险部位。深层脂肪组织的边界多为筋膜与骨膜融合而成的韧带样结构，常伴有较大血管走行其中，如鼻唇沟处面动脉的上行。

面部深层脂肪有以下四组（图2-15），简述如下：

1. 内侧眼轮匝肌下脂肪（suborbicularis oculi fat，SOOF） 位于眼轮匝肌深面，内侧止于瞳孔垂线，介于眼轮匝肌支持韧带和颧韧带之间。

2. 外侧眼轮匝肌下脂肪 位于眼轮匝肌深面，内侧SOOF的外侧，覆盖颧弓表面。

3. 颊部深层脂肪室 位于SOOF下方，SMAS与上颌骨之间，包绕上唇提肌和提口角肌，颧大肌将它与外侧的颊脂垫分隔。

4. 颊脂垫 位于颧大肌和咬肌的深面，分为上、中、下三叶。

年轻时，面部脂肪组织稳定地充盈于面部，这些脂肪室的作用并不明显。随着年龄增长，脂肪组织容量减少，整体出现了再分布，这种脂肪组织的变化使得面部看起来老态和不协调。这时，脂肪室的存在作用变得明显，表现为面部失去饱满度和脂肪袋形成，例如颧脂肪垫因为间隔的薄弱而向下松弛脱垂，同时颧脂肪垫的下移也加剧了泪沟和鼻唇沟的严重程度。

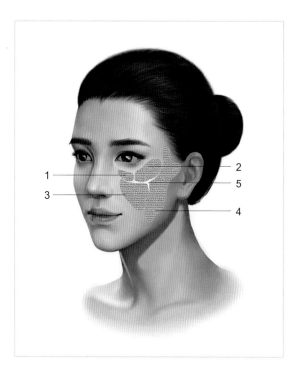

图2-15 面部深层脂肪组织

1.SOOF内侧叶；2.SOOF外侧叶；3.颊部深层脂肪室；4.颊脂垫；5.固定点

（三）面部脂肪老化的改变

1. **各部位脂肪室老化进程** 不同眶周的脂肪室的老化始于20~25岁，颊部内侧脂肪室的老化始于30~40岁，颧和下颌的浅层脂肪室老化始于35~45岁，鼻唇沟处脂肪的老化始于40~50岁，额部和颞部脂肪的老化始于45~55岁。这些脂肪老化的进程因个体不同而不同，但可以作为临床上选择治疗方法的参考因素。

2. **面部脂肪老化** 脂肪组织相对稳定地固定于脂肪室内，随着年龄增长，其伴随韧带的松弛而发生松弛下垂。值得一提的是，面部各个部位的脂肪组织改变也是有规律的，一些部位则表现为萎缩，而另一些部位却表现为增大。出现萎缩的部位有额部、颞部、眶周、口周、下颌和颏部，而增大的部位是下颌缘区、鼻唇沟、下唇区、颊部、眶下脂肪和颧脂肪垫等。这些增大的部位很多是因为组织位移导致的相对增大，而这些下垂通过组织悬吊，提升其位置，会很大程度上缓解和改善其面部整体轮廓（图2-16）。

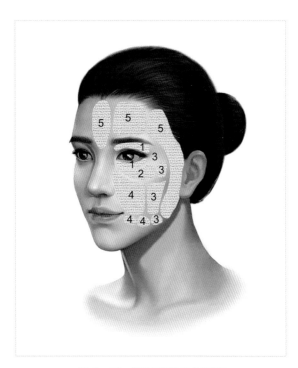

图 2-16 面部脂肪老化顺序

1.眶周深层脂肪；2.颊内侧深层脂肪；3.颧和下颌的浅层脂肪室；4.鼻唇沟处脂肪；5.额部和颞部脂肪

三、面部肌肉组织

面部由30块不同的肌肉组成，从功能上讲是由四组8块咀嚼肌（咬肌、颞肌、翼内肌、翼外肌）和22块表情肌组成（图2-17）。根据深浅不同，分为浅层、中间层和深层肌肉组织。作为面部软组织的动力来源，面部肌肉组织在老化进程中起到了至关重要的作用。

面部表情肌最为表浅，位于皮下，因此常被称为皮肌，是动力性皱纹产生的解剖基础；随着年龄增长，这些肌肉呈现逐渐肥大的趋势，导致面部皱纹增多。

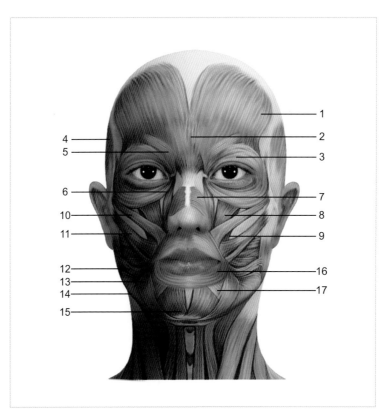

图2-17 面部肌肉组织

1.额肌；2.降眉间肌；3.眼轮匝肌；4.颞肌；5.皱眉肌；6.提上唇鼻翼肌；7.鼻肌；8.提上唇肌；9.提口角肌；10.颧小肌；11.颧大肌；12.笑肌；13.降口角肌；14.咬肌；15.颏肌；16.口轮匝肌；17.降下唇肌

四、面部韧带结构

附着于皮肤的纤维结缔组织向下分隔软组织并与骨骼相连形成韧带，这种韧带称为支持韧带或皮韧带。连接到骨骼的韧带称为"真性韧带"，那些附着于肌筋膜或SMAS表面的韧带称为"假性韧带"（图2-18）。

真性韧带具有厚实的纤维结构，起到对面部皮肤组织牵拉固定的作用，也是形成脂肪间隔的确切分界，更是防止脂肪移动的重要屏障保护，因此常把真性韧带形容为面部的"柱子"。

假性韧带纤维稀疏而较长，类似栅栏，但又不是一个延续的致密屏障。假性韧带通过与皮肤组织的连接，使其包绕的软组织复合体稳定，其张力作用对面部浅表间隔的形成起到重要作用。但随着年龄增长，假性韧带变得萎缩和松弛，也导致面部皮肤组织和其下方的软组织向下移位，这就是面部老化之位移因素。

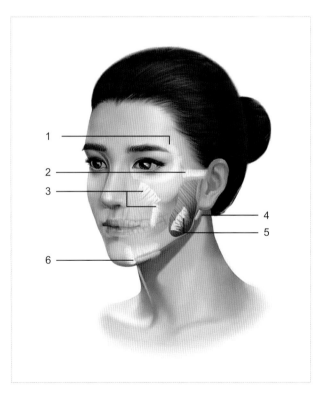

图 2-18　面部韧带结构

1.眶韧带；2.颧韧带；3.颊上颌韧带；4.颈阔肌-耳韧带；5.咬肌皮韧带；6.下颌韧带

在面部正面和侧面的转折区域即眶外缘垂直线的深部，有很多的支持韧带、致密结缔组织等，如颧韧带、额颞融合带、眼轮匝肌支持韧带等，这些组织起源于骨膜，附着于皮肤，对面部软组织起到固定作用。面部侧面的后方由于缺乏牢固的韧带以束缚皮下软组织，在皮下组织容量减少和重力等老化因素的作用下，外侧的皮肤组织最容易下垂，而呈现老化状态。

颧部和眶部的韧带松弛是面部老化的最主要因素之一，结果是颧脂垫向下、向内侧滑向鼻唇沟的纤维支持韧带上方，这样在颧突与下降的颧脂垫之间就会产生一道凹陷区域，使得面颊部有被分隔的感觉，这是颊中沟形成的解剖基础。同时继发性加剧了颧脂肪袋的形成，眶区韧带的松弛也导致了眶下区的凹陷，表现为泪沟的形成。由于韧带和肌肉连接的松弛，颧脂垫的向下、向内移位，使得面颊部失去饱满状态，而渐渐形成"沟壑状"，这也加剧了下唇唇颊沟的形成。诚然，颊部的下垂与重力作用、皮肤弹力下降有关，还有面颊部皮下组织萎缩的部分原因，但是重力并不是面部老化的主要原因，组织萎缩和伴随的肌肉韧带减弱才是主要因素。

五、浅表肌腱膜系统

SMAS覆盖于整个面部，向后与帽状腱膜、向两侧与耳后筋膜、向下与颈阔肌相延续。额肌、眼轮匝肌、鼻肌、两侧颞部的颞浅筋膜层、颈阔肌等表情肌共处此系统中，如同"面罩"一样覆盖于整个面部，同时将面部脂肪分隔为深、浅脂肪层。这些部位血管丰富，血运良好。SMAS的两侧面颊处以筋膜组织为主，肌肉相对减少，易发生松弛下垂，是面部提升的重要解剖结构，对这些部位进行上提是面部年轻化手术的关键所在。

面部埋线提升术中重要的解剖结构是筋膜层。面部筋膜层大体上可分为浅筋膜和深筋膜。浅筋膜是SMAS，该筋膜在腮腺区域较厚，向前走行过程中逐渐变薄。深筋膜中包裹咬肌的部分称为咬肌筋膜，包裹腮腺的部分称为腮腺筋膜或腮腺囊，亦或两者统称为腮腺咬肌筋膜。此类深筋膜向颈侧与覆盖胸锁乳突肌的颈深筋膜相延续，向上与覆盖颞肌的颞深筋膜相延续。

这些面部的深、浅筋膜在面部某些部位密切相连，面部支持韧带所在之处通常也是深、浅筋膜相连之处。面部埋线提升术中，提升线经过的各部位如腮腺或颧骨下方、咬肌的前方边界是这种深、浅筋膜紧密相连之处。因此，面部埋线提升术中导引针在经过这些部位时会感到有阻力，较难通过。

此外，浅筋膜自腮腺的外侧沿着颈阔肌的后边界向下与深筋膜紧密相连，该部位的命名多样，又称为颈阔肌–耳韧带（platysma auricular ligament）、腮腺–皮下韧带（parotid cutaneous ligament）。不论命名如何，该部位的临床意义在于耳下方可以用锯齿线固定软组织。这些筋膜对锯齿线固定组织的张力维持起到重要作用，长线的两端在颞侧固定的部位是颞深筋膜，在面中部固定的部位是浅筋膜层（图2-19）。

韧带松弛的直接结果是对SMAS的固定力量减弱，致使SMAS向下移位，故SMAS的解剖复位是面部轮廓改善的最核心内容。各种面部提升的术式也都是针对SMAS下移所设计的。

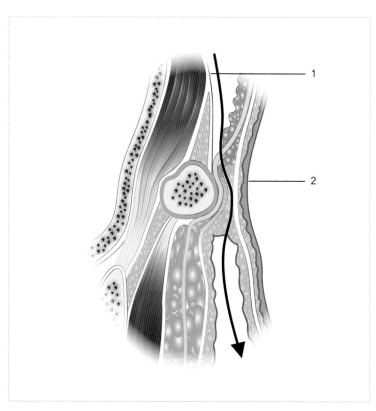

图 2-19 理想的颞部埋线走行层次

1.颞深筋膜；2.皮肤和皮下脂肪

六、面部血管

颜面部血管主要有两套动脉体系即颈内动脉体系和颈外动脉体系。颈外动脉体系主要有两条主要分支血管，分别为面动脉和颞浅动脉，其中面动脉主要供养正面部血运，颞浅动脉供养侧面部、额部及头皮血运。面部血管走行特点为：发出后多走行于SMAS深层，然后进入SMAS，最后走行于SMAS表面，供养该区域软组织（图2-20）。

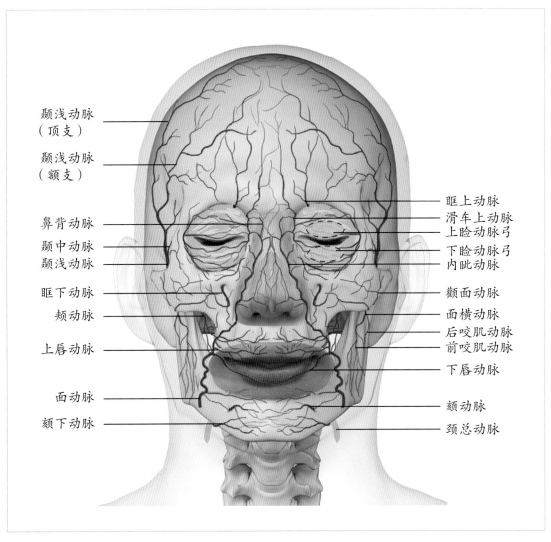

图 2-20　面部血管分布图

（一）面动脉

1. 走行及分支　面动脉起于颈外动脉，发出后经过颌底绕行，经下颌骨下缘、咬肌前缘上行，在口唇水平分为上唇动脉和下唇动脉，向内、向前至鼻旁，沿鼻椎体外侧形成鼻外侧动脉，上行至内眦处，易名为内眦动脉或角动脉。上唇动脉、下唇动脉、鼻外侧动脉和内眦动脉主要分布于正面部，与临床应用密切相关。内眦动脉行至内眦区时，与眶内发出的一个直径基本相同的鼻背动脉吻合后，继续上行至额部，称为滑车上动脉。

2. 走行特点　面动脉沿途经过的组织深度为肌肉的深面，即颈阔肌、笑肌、颧肌、上唇方肌和眼轮匝肌等；并发出以下分支，分别为腭升动脉、扁桃体动脉、颏下动脉、下唇和上唇动脉、鼻外侧动脉、内眦动脉以供应相应区域的组织。

面动脉于起始处发出后走行于组织深面，终末支位于浅层，并在肌肉表面形成分支，呈现深入浅出的特点。如滑车上动脉在眶上缘处贴骨膜表面走行，向上穿过额肌走行于皮肤与额肌表面，供应额肌，并与眶上动脉在额部形成广泛吻合支，故而额部进行埋线或填充注射时，越接近发际线，越应当选择贴近骨膜表面相对安全。上、下唇动脉均位于口轮匝肌后方，离黏膜侧较近，离皮肤侧较远，双指可扪及其搏动。因此，丰唇注射时为避免栓塞，不可贴近黏膜侧注射。

（二）颞浅动脉

1. 走行及分支　颞浅动脉起于下颌骨下颌支与腮腺前内面之间，往上自腮腺上端之深面穿出腮腺筋膜，横行过颧弓后部浅面，于颞浅筋膜层沿耳屏前上行，此处可以触及其搏动。其于颧弓上5.0 cm处分为额支和顶支，此两支与对侧同名动脉在额部和头皮等部位相互吻合，并与眼动脉的眶上支、额支、滑车上动脉以及枕动脉和耳后动脉形成广泛吻合。

其沿途分支分别是：面横动脉、颞中动脉、颞眶动脉、额支、顶支。其中，额支又称前支，约于耳郭上缘处分出，向前经颞部之发际内，至额部外侧眉梢上方，折转向上进入发际，并与眶上动脉和对侧的额支吻合，供养额部及头皮前方的皮肤组织。顶支也称后支，经颞浅筋膜表面上行至头顶部，与对侧同名动脉、耳后动脉、枕动脉吻合。

2. 走行特点　该动脉最大的特点是分布范围广泛，与面部其他血管形成丰富的吻合支，充分保障了面部、头部的血液供应，也是颞部皮瓣转移应用的临床解剖基础。正是由于广泛吻合支的存在，一旦发生血栓，则栓子会在血管内逆行，随血流进入重要器官或组织，如颞部注射时形成的栓子进入眼动脉可导致失明等严重并发症。

在面部埋线提升术中，为减少水肿和淤血，熟悉和掌握血管的位置、走行也同样重要。

在颞部固定锯齿线时，经常会涉及颞浅动脉，通常认为颞浅动脉走行于眉部上外侧，实际上该血管走行变异较多，不能仅凭与周围组织的位置关系确定其走行。该动脉经过颧弓后走行于颞浅筋膜层，几乎被SMAS完全包裹，沿面部的内上方走行，经过眉毛外侧逐渐浅行到表层，沿额肌的表面走行至额面部中央，大约50%的颞浅动脉与眶上动脉、滑车上动脉吻合形成动脉弓。因颞浅动脉较粗，可在皮肤表面触及到其搏动，因此固定锯齿线时，可用手指在拟固定部位下方确认是否有血管走行；走行层次位于皮下脂肪层与颞浅筋膜表面相对安全。

七、面部神经

与整形美容相关的面部神经包括感觉神经和运动神经两大部分，感觉神经主要是来自颅内的三叉神经和眶上神经、眶下神经，运动神经主要是面神经。其中与临床最相关的是面神经，感觉神经中的眶上、眶下神经常是局部阻滞麻醉的对象。

面神经出茎乳孔后，立即从腮腺后方进入腮腺，在腮腺内潜行1.0～1.5 cm后分为两支主干，即上方的颞面干和下方的颈面干。由此两支主干又分出颞支、颧支、颊支、下颌缘支和颈支5个支（图2-21）。每一支又分出若干分支，分支之间又相互吻合交通，直至进入肌肉支配肌肉为止，支配面部的表情肌运动。

面神经颞支支配额部肌肉、眼轮匝肌、耳前肌和耳上肌，颧支支配额肌、眼轮匝肌及眶下肌肉组织、上唇肌肉，颊支支配颊肌、口轮匝肌、上唇方肌和颧肌之下部分肌肉，下颌缘支支配降下唇肌，颈支支配颈阔肌。

面神经正是由于分支之间的网状分布和相互交通吻合，使得某一分支损伤后会有代偿功能产生，而不至于造成严重功能障碍。

颞支或颧支在离开腮腺后，行于皮下脂肪之深层、咬肌筋膜表面。当神经进入肌肉时，多由肌肉外侧深面进入肌肉组织，所以在面部埋线提升操作时，如果植入平滑PDO线或短锯齿线，这些线几乎全部进入皮下脂肪层，无须担心神经损伤的风险。在颞部固定长锯齿线的时候，需注意固定位置，因受术者个体差异，在埋线固定于颞深筋膜时，长针在经过颧弓时，与走行于颧弓表面的面神经颞支有接触的可能，此处要引起重视。

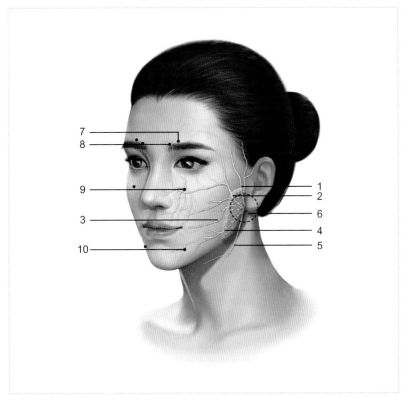

图 2-21　面部神经分布图

1.颞支；2.颧支；3.颊支；4.下颌缘支；5.颈支；6.面神经；7.眶上神经；8.滑车上神经；9.眶下神经；10.额神经

第 3 节
面部老化机制及治疗策略

　　面部老化是一种影响到皮肤、肌肉、骨骼和脂肪组织的三维过程，是由于重力吸引、皮肤组织松垂、胶原蛋白和透明质酸减少、脂肪组织萎缩、骨骼吸收等多种因素作用的结果，还包括由于光照、环境等因素导致的皮肤质地所发生的一系列变化。

　　面部老化的主要临床表现包括三方面：一是皮肤质地的变化，包括面部皱纹的产生、色斑的增多；二是皮下组织容量的减少，如上睑凹陷、颞部凹陷、泪沟形成等；三是皮肤组织的位移，主要指面部组织所发生的各种松垂表现，如眉下垂、鼻唇沟加深等。

皮肤层是随时间推移逐渐变薄的，其原因在于皮肤组织的胶原蛋白在减少。而皮肤变薄后继发的是皮肤弹力纤维结构的破坏或丧失，导致皮肤弹性降低。导致皮肤老化的因素很多，如日光照射、吸烟、激素水平改变等，其中光照损伤是十分明确的因素。面部表情肌运动导致的皮肤皱纹也会逐渐产生，最后变成很深、很大的皱纹。

其中，对皮肤质地所出现的问题，随着对肉毒杆菌毒素临床应用的认识不断深入，已经对面部皱纹的治疗取得了良好的效果。随着光电技术的不断进步，色斑的治疗也取得了令人鼓舞的成果。

在皮肤组织容量的减少方面，目前的治疗手段相对成熟，多款透明质酸的应用已为这一问题提供了很好的解决方法，自体脂肪组织移植技术也是解决这一问题的重要手段。

而组织松垂导致的一系列临床表现，是面部老化较为棘手的问题，传统的面部提升术虽然实现了解剖上的复位，但创伤大、恢复慢等缺点一直困扰着医生，目前随着埋线提升技术的广泛应用，对于这一问题提供了新的解决方法和思路。

事实上，为了获得更加满意的面部年轻化效果，多种技术的联合应用是十分必要的，因为老化是由表及里的三维渐变过程，单一手段不足以解决所有老化症状，多种手段联合应用才是解决面部老化问题的明智选择。采用肉毒杆菌毒素治疗动力因素导致的皮肤皱纹，采用透明质酸等组织填充材料改善皮肤组织容量的减少，采用各种悬吊、提升技术改善面部组织松垂等多种治疗手段联合应用，已成为解决面部年轻化问题的有效方法。

参考文献

[1] Gerhard Sattler, Uliana Gout. Illustrated Guide to Injectable Fillers: Bascis, Indications, Uses. Berlin: Quintessence Publishing Group, 2016.

[2] Ralf J.Radlanski, Karl H.Wesker. The Face: Pictorial Atlas of Clinical Anatomy. 2nd ed. Berlin: Quintessence Publishing Group, 2015.

[3] Joel E.Pessa, Rod J.Rohrich. Facial Topography: Clinical Anatomy of the Face. New York: Thieme Medical Publishers, 2012.

[4] Paola Rosalba Russo, Salvatore Piero Fundarò. The Invisible Facelift. 2nd ed. Florence : Officina Editoriale Oltrano, 2016.

第3章

外科用可吸收缝合线的分类

第 1 节
材料分类

外科用缝合线一般根据是否可被人体吸收，分为可吸收缝合线和不可吸收缝合线；依材料又可分为天然缝合线和人工合成缝合线；此外，还可根据构成线的纤维数量分为单纤维缝合线和多纤维缝合线。

本节将重点介绍目前广泛用于面部提升术的可吸收线——聚对二氧环己酮（poly para-dioxanone，PPDO）线，附带简略介绍其他几种可吸收线的特性。

一、肠线

肠线是从结缔组织（大部分为胶原）中分离出的非人工合成的天然可吸收线，因张力和线结的牢固性差且组织反应较大，故现已很少使用。

二、聚乙醇酸线

聚乙醇酸（polyglycolide acid，PGA）线最早合成的可吸收线产品，可制成单纤维线（单股）和编织线（多股）。该线进入体内后，其张力在第7天时降到最初的89%，第14天降到63%，第21天降到17%。其经水解吸收，在90～120天内可完全被人体吸收。该线的张力较好，线结的牢固性也很可靠。

三、聚乳酸线

聚乳酸（polylactic acid，PLA）线由丙交酯（lactide）与乙交酯（copolymer）的共聚物合成的线，此线表面有合成润滑剂涂层并呈编织状。该线的张力在2周后降到最初的65%，3周后降到40%。其经水解吸收，在60～90天内可被完全吸收。

四、对二氧环己酮线

对二氧环己酮（para-dioxanone，PDO）线也被称为PDS线，属单丝可吸收缝合线。PDO引起的组织反应更小，单丝的抗张强度更高，而且表面光滑，不利于细菌生长。Lee H等对35例求美者应用PDO线进行了面部提升，随访12个月，满意率为94.3%，进一步证实PDS线面部悬吊提升术是一种安全、有效的面部年轻化方法[1]。

五、聚对二氧环己酮线

PPDO线是合成的单纤维线，其化学结构是由多个单体PDO开环聚合重复而形成的聚合体（图3-1）。其经水解吸收，终产物经尿排泄或以二氧化碳形式通过肺部排出。这种材料的线进入人体内2周之后，张力降到最初的74%，第4周时降到50%，第6周时降到25%，180天内可完全被人体吸收。

PPDO是一种线形的热塑性脂肪族聚酯，具有良好的生物降解性和组织相容性。由于其分子链上含有醚键，分子链柔顺性较好，具备良好的柔韧性和抗张强度[2]，体内炎症反应较少，性价比高，是目前面部埋线提升术中最常使用的可吸收线。由于通过水解作用吸收的线在潮湿环境下会分解，因此已开封的线应尽快使用，并尽可能在干燥环境中进行保存。

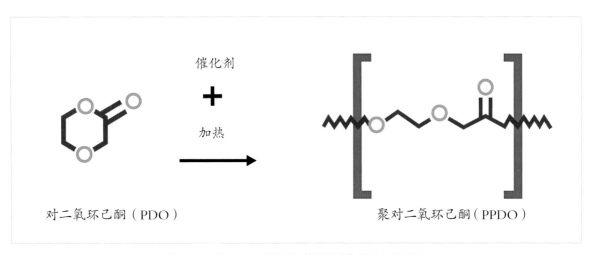

催化剂

加热

对二氧环己酮（PDO）

聚对二氧环己酮（PPDO）

图 3-1　聚对二氧环己酮（PPDO）线的化学结构

六、聚三亚甲基碳酸酯线

聚三亚甲基碳酸酯线是由乙交酯（glycolide）和三亚甲基碳酸酯（trimethylene carbonate）的共聚体合成的单纤维线。该线与PPDO线一样具有张力强且组织反应轻的优点；此外，柔软度要比PPDO线好约60%。因此，实施面部提升术时操作更加方便。其张力变化是第14天时降到最初的81%，第42天降到30%。其经水解吸收，在180～210天之后才可被完全吸收。相比其他可吸收线，缺点是价格比较昂贵。

七、聚己内酯线

聚己内酯（polycaprolactone，PCL）线为新一代长效可吸收缝合线，经生物降解最终分解为二氧化碳和水，降解周期为2～3年。PCL作为生物全降解高分子材料，存在加工难度大和脆性较大的特点，常与其他高分子材料共混制备出性能优良的线材，如PLA/PCL复合线材，避免了PLA质地硬、韧性差的缺点，也被应用于临床面部年轻化治疗[2]。

八、聚左旋乳酸线

聚左旋乳酸（poly-L-lactic acid，PLLA）线是一款新型的聚酰胺线材，主要成分是PA6/66，PA6是己内酰胺开环聚合物，PA66是己二胺与己二酸的缩合物。该线为长效慢吸收线。持张强度是2.5年，4～5年可被完全吸收代谢，最终代谢成水和二氧化碳由肾排出体外。

第 2 节
形态分类

本节将可吸收线按形态进行分类，即根据有无锯齿、线的螺旋、多股线聚集时的结构变化、材料变化等对线进行分类。

首先，可吸收线大体上可分为表面无任何变化的非锯齿线（平滑线）和表面有锯齿等凹凸不平结构的锯齿线。其次，对于非锯齿线，还可根据将该线穿入导引针后的形态和是否有结构或材料的变化进一步细分（图3-2）。

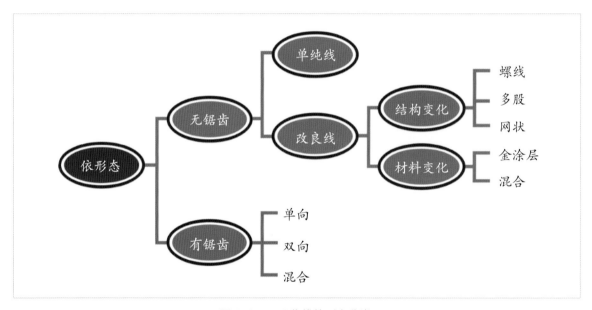

图 3-2　可吸收线的形态分类

一、非锯齿线

（一）单纯非锯齿线（单丝PDO线）

单纯非锯齿线是将适宜长度的可吸收线取一部分穿过导引针之后，在针的末端折叠并用海绵等固定的线。产品上标有针的粗细、长度和线的长度等。因此，可根据既定用途选择合适的线。单股线最为常用，但也有针中插入两股以上线的产品（图3-3）。

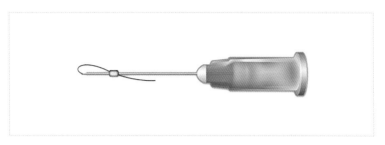

图 3-3　单纯非锯齿线

（二）结构/材料变化的非锯齿线（改良线）

1. 结构变化的非锯齿线

（1）螺旋线：是将单纯非锯齿线插入针之后，在针的外端卷成螺旋状的埋线。因其形状似旋风，故有时亦被称为旋风/龙卷风/飓风线（图3-4）。

（2）多股线：一针插入两股或多股线而制成的埋线，有单纯和螺旋形态。亦有将两三股线编织成一股后插入针而制成的埋线（图3-5）。

（3）网格线：将PDO线制成网状埋线，与皮肤接触面积增加，有利于皮肤再生（图3-6）。

2. 材料变化的非锯齿线

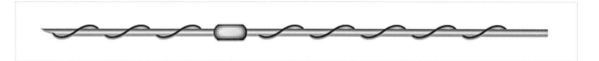

图 3-4　螺旋线

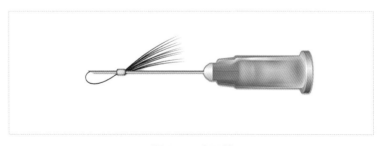

图 3-5　多股线

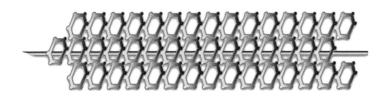

图 3-6　网格线

（1）金涂层线：是利用纳米涂层技术在PDO线表面涂有可被人体吸收的金制品。Kurita[3]等发表论文表明，金涂层的线相比于普通锯齿线，7个月后胶原蛋白生成呈现进行性增加。

金涂层的线相比一般PDO线，尽管其提亮肤色、刺激胶原蛋白生成和减轻细纹的效果更好，但当使用1064 nm的Q开关Nd–Yag激光进行净肤操作时，会因为过敏反应而发生色素沉着等副作用，因此激光治疗前应先确认是否有金涂层埋线，谨慎操作。

（2）PDO和PGA的混合体：是PDO成分的线和PGA成分的线编织成一股新线后，插入导引针内的埋线。这种埋线的制作意图是利用PGA可引起更强烈的炎性反应的特点，促进更多的胶原蛋白生成。使用这种线时要知晓其炎性反应会比单纤维线更明显。关于此线的临床应用，尚需进一步的相关试验研究和经验积累。

二、锯齿线

（一）根据锯齿的方向分类

1. 单向锯齿线　制作锯齿线的第一种方法是将锯齿向一个方向排列，将单方向锯齿线的一部分插入针内，在针尾部分折叠（图3-7）。初期使用这种产品时，因单独使用时无法固定，故没有提升效果。因此，目前主要使用双向锯齿线和多向锯齿线。

另一种使用方法是，用针穿透皮肤，将两股单向锯齿线以略倾斜的方向插入，在插入口打结并埋入皮下。

2. 双向锯齿线　是指锯齿自中间部位向两个方向排列的线，这是目前面部埋线提升术中最常使用的可吸收线。面部提升术时可使锯齿方向相对，也可使锯齿方向背对彼此（图3-8）。该线总长度通常为7～14 cm，有锯齿的部分长4～9 cm，可将组织集中到两个方向锯齿的中央部分，但缺点是如果用于颧骨凸度较大患者的提升时，会增加面部的宽度。双向锯齿线面部提升术的基本原理是坚固的组织与松弛的组织相互牵拉时，松弛的组织会被拉向坚固的组织，这就是为什么将双向锯齿线自颞部（颞深筋膜属于坚固的结缔组织，可起到很好的固定作用）向下颌方向埋入时，下颌的皮肤组织被拉向颞部的原因。

3. 多向/混合锯齿线　此类线可为两个方向的锯齿重复出现或锯齿反向排列等形状（图3-9）。这种形状的线相比双向锯齿线，其移动的可能性低，故利用该特点可与单向锯齿线或双向锯齿线联合使用。该线总长度通常为7～14 cm，有锯齿的部分长为4～9 cm，线表面有3～4组双向锯齿，因此组织不会像双向线那样集中到一个部位，而是以一个整体钩住固定组织，故颧骨凸度大时也可以使用。但此线目的不是提升组织而是固定组织，因此起到提升组织后的强化辅助作用。

图 3-7　单向锯齿线

图 3-8　双向锯齿线

图 3-9　多向/混合锯齿线

（二）根据锯齿的制作工艺分类

1. **切割线** 该线的制作是在线表面进行微细切割生成锯齿（图3-10）。其优点是容易制作锯齿，缺点是线体表面有被切割的部分，故抗张强度略低于原线。

Ruff[4]认为锯齿形状影响线的支撑强度和抗张强度，线表面切割深度越大，制成锯齿越深，该线本身的抗张强度越低，并且锯齿呈螺旋状的线比排成一列的线对稳固皮肤组织更有益。此外，Zaruby[5]等认为，埋线的锯齿多、范围大、相互垂直排列等可以有效保持锯齿完整，维持术后较好效果。

2. **铸造线** 切割形锯齿线的缺点是抗张强度低于原线。为弥补这一不足，近来采用新的制作方法，即不切割原线，而是利用特殊形状的模具，从外部施加高压，从而压缩锯齿之外的其他部分（图3-11）。这个过程中会进行热处理，如果在高温下进行热处理，线本身的抗张强度会降低，因此在选择产品时要考虑到热处理少的产品会具有更好的抗张强度。

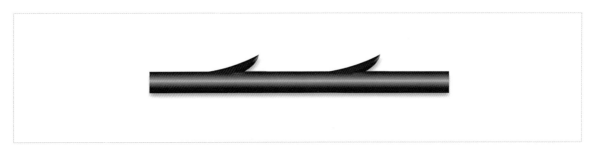

图 3-10　切割线

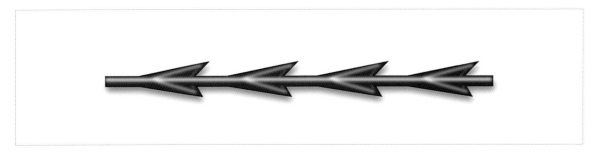

图 3-11　铸造线

3. 压印锯齿线　压印锯齿线是通过磨具挤压的原理，压出倒刺，不破坏线体本身的结构，保留了线体原有的拉力，加大了倒刺的规格，拉力和挂力是传统切割线体的4倍（图3-12）。压印锯齿由完整的一根线由机器压制而成，实现了缩力和拉力的平衡，虽然挖槽较浅，但是牵拉力强；避免了传统切割线的弊端，在临床中更易于钩住组织，最大限度地减少了组织受损，且这种锯齿的组织啮合力比较强，因此在对组织的牵挂方面都更为出色。该线适合面部严重下垂者。

4. 鱼骨线　鱼骨线采用PDS材质，是一种高纯度的PPDO线。倒刺和线体同时被吸收，维持时间可达1.5年。其采用熏蒸工艺，将极高纯度的三氯生混合于线材内，在一定时间内具有抗感染作用。

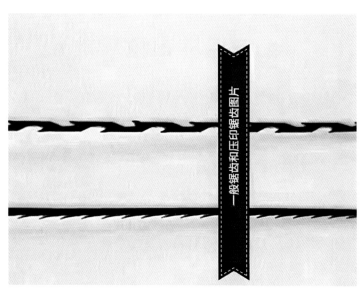

图 3-12　压印锯齿线

参考文献

[1] Lee H, Yoon K,Lee M. Outcome of facial rejuvenation with polydioxanone thread for Asians. J Cosmet Laser Ther, 2018, 20(3):189-192.

[2] 石冰，王炜，高景恒. 线技术面部年轻化与形体塑造. 北京：北京大学医学出版社，2019：26-27.

[3] Kurita M,Matsumoto D,Kato H, et al. Tissue reactions to cog structure and pure gold in lifting threads: a histological study in rats. Aesthet Surg J, 2011, 31(3): 347-351.

[4] Ruff G.Technique and uses for absorbable barbed sutures. Aesthet Surg J, 2006, 26(5):620-628.

[5] Zaruby J, Gingras K,Taylor J,et al. An in vivo comparison of barbed suture devices and conventional monofilament sutures for cosmetic skin closure: biomechanical wound strength and histology. Aesthet Surg J, 2011, 31(2):232-340.

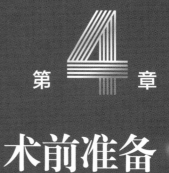

第4章

术前准备

第1节
面诊咨询

首先，要了解面部衰老患者的期望值，要引导患者正确认识面部埋线提升术的效果和术后持续时间。其次，认真的术前检查是非常必要的，这对术后效果的预估至关重要。面诊时，可用手上提面部以模拟提升效果，并确定哪个方向提升作用较好，也可给患者演示以使其了解可能的术后效果。

临床适应证的选择极其重要。表4-1列出各种可能的情况，以利于面诊咨询和术后效果预估。

表 4-1　面部埋线提升术的效果预估

效果较好	效果较差
年龄较小（30 ~ 40 岁）	年龄大（50 ~ 60 岁）
皮肤较薄、弹性好	皮肤较厚、弹性差
颧骨相对较小	颧骨相对突出
面部脂肪相对较少	面部脂肪相对较多
下颌骨小	下颌骨大
下颌缘线条相对清晰	下颌缘线条模糊伴双下颌，鼻唇沟及口角纹明显

第 2 节
照　相

临床拍照时，需拍摄正面和左、右侧斜45°的照片，并做好术前和术后照片的对比。拍照时要注意光线和拍摄角度等的一致性（图4-1）。

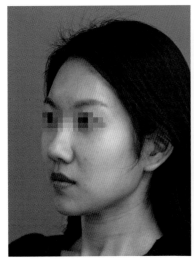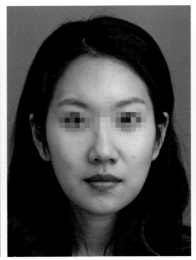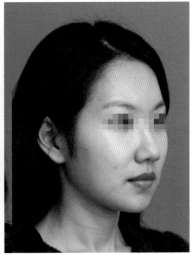

图 4-1　面部埋线提升术前拍照示例（正面，左、右侧 45°）

第3节
术前准备

一、体位

通常取仰卧位，但笔者推荐取颈部过伸Trendelenburg体位（伸展颈部、上身略向后倾的卧位）（图4-2）。依据是：患者取这种体位之后，面部组织因重力影响已处于自然的提升方向，轻度的固定也可得到满意效果。此外，还可以减少采用一般体位进行手术时可能出现的过度牵拉、术后面部看似向侧面扩大，以及面部表情不自然等现象。

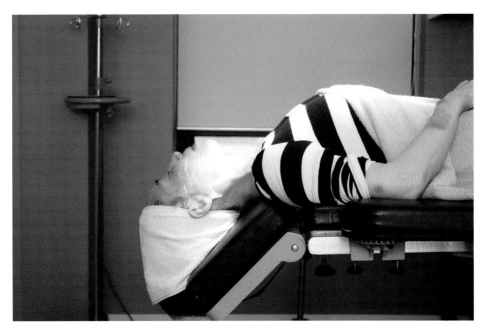

图4-2　面部埋线提升术时患者的体位

（颈部过伸Trendelenburg体位）

二、器械

实施平滑线提升时，不需要特殊设备，只需要准备好用于面部消毒的消毒剂和消毒巾等即可实施手术。使用锯齿线提升时，则需要准备用于插入和去除面部剩余埋线的器械。常用的锯齿线提升相关手术器械如图4-3所示。

1. **尖锥**　用于刺穿皮肤的器械（图4-4）。也可使用18 G或21 G针头来刺穿皮肤，但若使用尖锥，则可降低刺破血管出现淤血的风险。

2. **麻醉用钝针**　用于面部埋线提升术前注射肿胀麻醉液（图4-5）。与使用锐针注射麻醉剂相比，钝针可降低发生血肿的可能性。根据笔者的经验，使用超过21 G的钝针会增加疼痛感，因此最好使用更细规格的钝针。

3. **颞部弯针（temporal needle/hook）**　颞深筋膜是头皮下非常坚韧的组织，适宜组织悬吊。该器械可将埋线固定于颞深筋膜层（图4-6）。

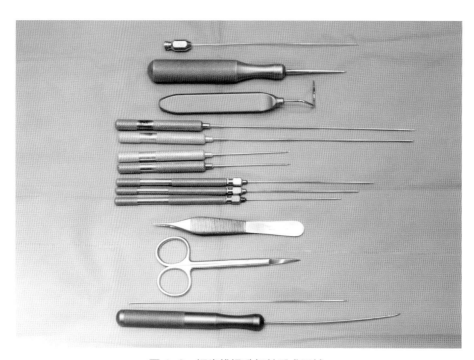

图 4-3　锯齿线提升相关手术器械

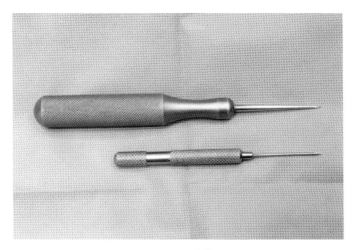

图 4-4 尖锥

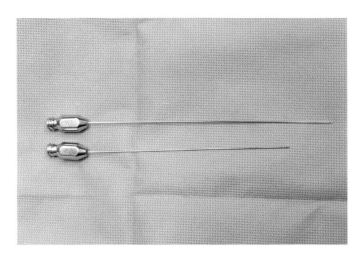

图 4-5 麻醉用钝针

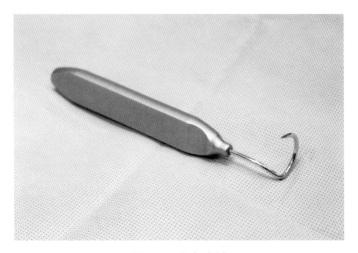

图 4-6 颞部弯针

4. **钝针/套管针** 该器械是用于将线置入皮下的器械（图4-7、图4-8）。施行面部埋线提升术时，将带有管芯的套管针插入待埋线的位置，拔出管芯将线置入套管内，再将套管插入皮下，然后拔出套管，线就会留在皮肤内。

使用自带针埋线时，如果放线的位置不满意，不易调整。但若使用套管针，先找准位置再植入线，线的位置会更准确，发生血肿的风险也更小。

5. **钝针/套管针/长针** 采用锚定法埋线提升术时，线穿入皮肤后，需从皮肤外侧穿出。此时利用长针将线插入针眼后从皮肤外侧抽出，可利用图中所示套管实施手术（图4-9、图4-10）。

6. **镊子/剪刀** 用于夹持埋线或剪线（图4-11）。

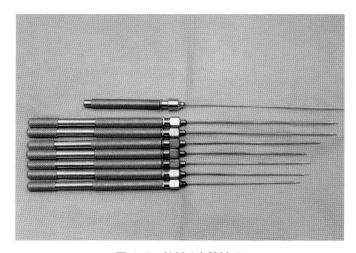

图4-7 钝针/套管针A

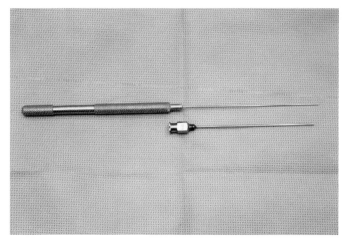

图4-8 钝针/套管针B

4. **曲线法**　是在皮下同一层次左右曲线插入线的方法，将有凹陷的深皱纹向中间聚拢隆起。主要用于鼻唇沟和颊中沟的矫正（图5-10）。

5. **环形法**　是在需要矫正的部位形成假想的圆形，在圆形边缘向内侧方向置入多根线的方法（图5-11）。

6. **网格法**　在皮下同一层次或者不同层次网格状置线，将凸出的组织压缩，起到下压组织的效果（图5-12）。

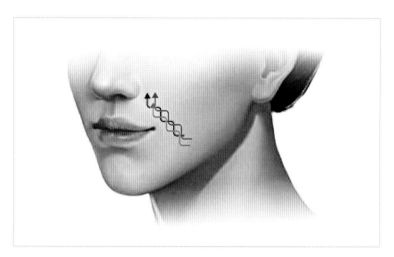

图 5-10　曲线埋线方法

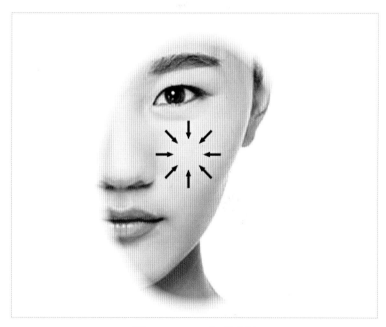

图 5-11　环形埋线方法

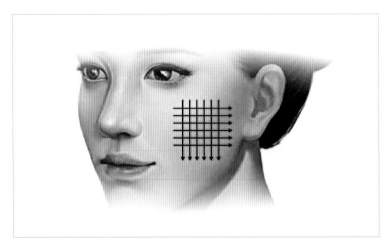

图 5-12　网格状埋线方法

三、平滑线埋置术的临床应用

应用可吸收线行面部埋线提升美容术是近几年流行起来的新技术，尽管也有与之相关的各种临床试验，包括动物实验，但遗憾的是，至今尚缺乏相关的理论依据和客观研究，以及对治疗方法的合理评估，因此笔者仍以实用性和可操作性作为论述重点。此外，在手术方法方面，尚未形成标准化的方法和共识。本书中介绍的方法仅是笔者个人经验的总结。

以往，在皮肤科领域，面部美容术多局限于利用物理或化学手段，通过对皮肤的破坏，刺激皮肤愈后的组织再生而提高皮肤弹性，例如各种磨皮术、利用高频波的热量或超声波诱导胶原纤维合成的方法使面部提升。在整形外科领域，则广泛采用去除松弛皮肤的面部除皱术，这种手术由于其创伤相对较大，很多患者难以接受。

笔者认为，面部埋线提升美容术可以克服皮肤科领域激光面部提升术和整形外科领域面部除皱术的缺点，并最大限度地发挥各自优势的新手术思路。

自2010年前后，PPDO可吸收线应用于面部埋线提升美容术，逐渐克服了以往面部埋线提升术中的诸多不足，开始流行起来。利用可吸收线的面部提升术与以往使用不可吸收线的面部提升术相比，大致有两方面优势：首先，不只是单纯的物理性向上牵拉皮肤，而是在提升松弛皮肤的同时，刺激组织，诱导胶原蛋白和纤维细胞的增殖，通过再生的真皮组织来增加皮肤弹性，这是最大的区别；其次，埋入的线被吸收后消失，即使出现一些副作用也是暂时的，并且可实施二次手术，避免了以往不可吸收线的长期刺激等并发症。

以下介绍平滑线的多种临床应用方法。

1. 增加皮肤弹性　手术目的是为增加皮肤弹性，临床适应证广泛。主要用平滑线置入真皮层下，插入的长度与导引针长度相似，约4 cm。在需要提升的中下面部，置入量为50~100根。插入线的方向与提升方向相垂直（图5-13）。

2. 改善下颌缘组织松垂　下颌缘和双下颌也是求美者经常要求改善的部位之一。该部位手术目的是提升口周下垂组织，提升面颊部组织，增加下颌缘松弛皮肤弹力，以及减少下颌和口周脂肪容量。改善下颌缘组织松垂的平滑线埋置方法如图5-14所示。

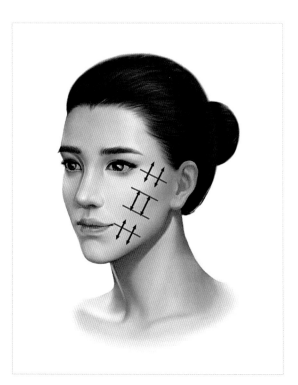

图 5-13　增加皮肤弹性的埋线方法

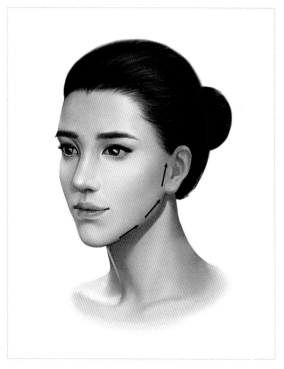

图 5-14　改善下颌缘组织松垂的埋线方法

在下颌缘操作中，常将平滑线与锯齿线联合应用。自颞部插入两根长约17（9）cm的浮动式双向型锯齿线至下颌区域。在耳后乳突处，沿下颌缘插入两根长约17（9）cm的浮动式双向型锯齿线至口角纹处。注意，若锯齿线埋入过深，可能会引起神经损伤，故须避免。然后，沿着下颌线在真皮层下的脂肪层中采用缝纫法来回移动埋入平滑线。线的长度以4~5 cm为宜，单侧使用约20根平滑线（图5-15）。

若要解决双下颌，则以去除颏下脂肪为目的，将平滑线埋入到皮下脂肪层。考虑到下颌的脂肪分布，埋入50~100根，长度以3~4 cm为宜。此外，埋入锯齿线时，从耳后的乳突处向下颌缘方向，埋入2根17 cm的浮动式双向型锯齿线，其深度要埋入到略深的脂肪层。脂肪减少效果不会立即出现，需要经过1~2个月才会出现，因此要提前向患者交代清楚。

3. 治疗颈纹　相比锯齿线，平滑线更适合治疗颈纹。术前标记皱纹后，沿着颈纹在皮下置入50~100根平滑线。每个皱纹可以重叠埋入3~5根平滑线。考虑到颈部的活动性，使用2.5~3.0 cm的短线为宜。颈部较其他部位更易出现淤青，需要术前告知患者。同时使用肉毒杆菌毒素和透明质酸注射，可得到更好的效果（图5-16）。

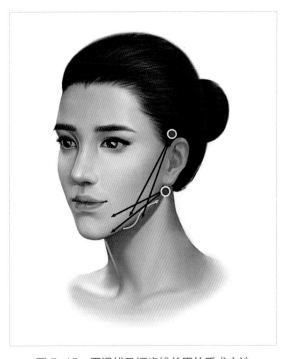

图 5-15　平滑线及锯齿线并用的手术方法

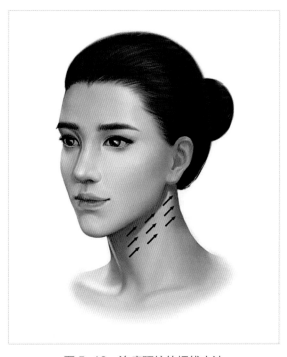

图 5-16　治疗颈纹的埋线方法

4. 治疗额纹　为矫正额部细小皱纹，可以在真皮深层埋入50根左右平滑线，沿着每根皱纹重叠埋入3～5根平滑线，使用2.5～3.0 cm的短线比较适宜（图5-17）。

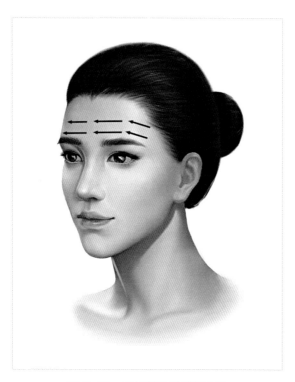

图 5-17　治疗额纹的埋线方法

5. 治疗眼周皱纹

（1）鱼尾纹：处理眼周鱼尾纹时，沿着鱼尾纹埋线。此处注射肉毒杆菌毒素有可能引起术后微笑或者做表情时僵硬，但眼周埋线则没有这些不自然的表现，且对外眼角内侧1 cm内的皱纹也有改善，这是埋线最大的优点。具体方法是于一侧眼周外侧皱纹处置入10～20根2.5～3.0 cm短线，每个皱纹处可叠放2～3根，有时也可采用网格状埋线方法，注意不要埋置过浅（图5-18）。

（2）下睑细纹：于一侧下睑细纹处置入10根2.5～3.0 cm短线。下睑细纹与别的部位不同，手术效果相对较差，其原因可能是导引针插入时痛感相对较强，再小的针也会有淤血的可能，不能置入较多的线。因此，该部位满意度较差，相比效果，并发症更多，需谨慎操作（图5-19）。

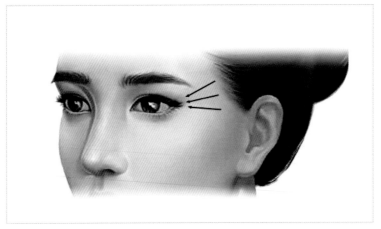

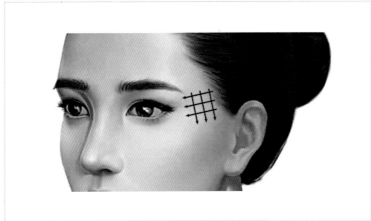

图 5-18　治疗鱼尾纹的埋线方法

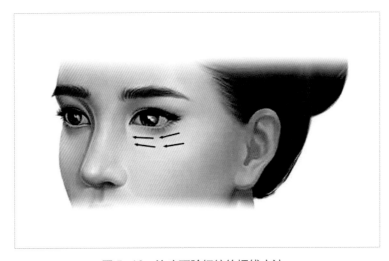

图 5-19　治疗下睑细纹的埋线方法

6. 改善鼻唇沟 鼻唇沟形态的改善较为困难，需采用综合手段，即锯齿线的提升和平滑线的收紧联合应用。可自颞部插入锯齿线，沿着颧小肌表面走行，置入2～3根12～15 cm双向非固定锯齿线，深及SMAS层。配合沿着鼻唇沟方向曲线法置入20根平滑线，效果更佳（图5-20）。

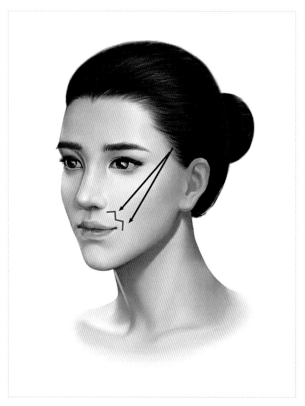

图 5-20 改善鼻唇沟的埋线方法

第 2 节
锯齿线埋置术的临床应用

若想获得更大的提升效果，需要在埋线上添加可以挂住组织的锯齿，才能起到将组织向上提拉的作用，这就是锯齿线的应用原理。临床上，锯齿线根据线齿方向分为单向、双向和多向锯齿线。

1. 单向锯齿线　单向线的锯齿向同一方向排列，有各种长度，其本身无法用于面部提升，因此为了达到提升效果，要将多股线互相捆绑后或将两端打结之后再用。

2. 双向锯齿线　最典型的固定式锯齿线为在7～10 cm长的线体上制作锯齿，使组织向线体中央聚集的双向线，由俄罗斯医生Sulamanidze发明，采用不可吸收的聚丙烯材料（polypropylene）制成。该方法使用时间较长，但线体的中央位于颧骨处，会导致松垂的组织聚集在一起，这不适宜颧骨凸出的东方人群。

3. 多向锯齿线　具有多个双向锯齿的多向锯齿线可以有效防止下垂的组织不聚在特定部位，可以说较完美地解决了颧骨凸显的问题。多向锯齿线与双向锯齿线不同，它不是通过提拉组织来实现提升效果的，而只是起到固定作用。因此，临床更多地是将其作为双向锯齿线的辅助线来获得更好的提升效果。埋置方法通常是先置入18 G套管针后再置入埋线，或像平滑线那样使用带有导引针的线。

平滑线埋置术是将线从多个部位、多方向置入皮下，增加皮肤弹性，从而获得提升效果。这种方法操作简单、肿胀较少，因而备受青睐。但是它即刻提升效果不明显，维持时间较短。若想获得更大程度的提升效果，就需要在线体上增加锯齿，向上悬吊下垂组织，此即锯齿线埋置术。

锯齿线埋置术是指将锯齿线置入皮肤或皮下层，将这一部位的组织向所需方向提拉，并固定埋线的提升方法。根据埋线是否有确切的固定点，而将锯齿线埋置术分为悬浮法和锚定法两大类。悬浮法没有确切的固定点，是借助埋线本身的力学作用，实现皮肤组织的提升。锚定法是指锯齿线埋置中有确切的固定点进行悬吊。锚定法又根据其锚定的部位是否确切、坚实，而分为硬性锚定法和软性锚定法两种。锚定部位在坚固的深筋膜或骨膜者，称为硬性锚定；而锚定部位在皮下脂肪或浅筋膜、真皮下方等略具有移动性组织者，称为软性锚定（表5-1）。

近年来，各种PPDO材质的锯齿线被广泛应用于临床，取得了很好的临床效果。目前使用最多的是双向锯齿线，其线体两侧的组织会向中间聚集，操作简单，只需将固定点选在坚固的组织处即可满足任何方向的提拉，效果确切。其提升原理是埋线固定于坚硬的组织，牵拉两侧柔韧的组织，使之向坚硬的组织靠拢，以实现提升软组织的功能。

表 5-1　锯齿线埋置术的基本方法

固定方式		锯齿方向	优 点	缺 点	示意图
悬浮法 （floating technique）		单向	操作简单	无提升效果	–
		双向	有提升效果	提升效果比锚定法弱	图 5-21
		多向	固定力强	难以单独使用	图 5-22
锚定法 （anchoring technique）	硬性锚定法	双向	可提升和固定	效果不肯定	图 5-35
		单向	提升力最强	操作技术要求高	图 5-36
	软性锚定法 （打结法）	单向	有效提升小面积	需将多股线打结后埋入皮下	图 5-50

一、悬浮法

悬浮法是用锯齿线将下垂的组织和皮肤向上提拉，埋线不固定于任何部位，而是靠线体本身的力量固定的方法。主要使用7～15 cm双向线或多向线（图5-21、图5-22）。

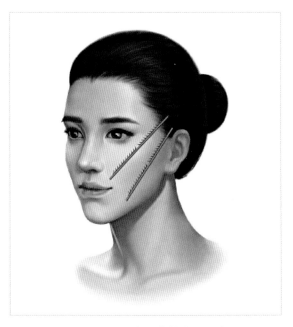

图 5-21　双向锯齿线的悬浮法

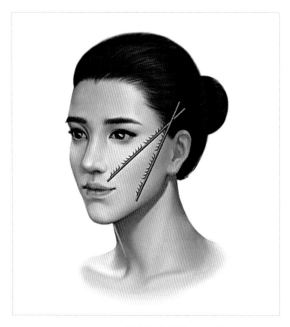

图 5-22　多向锯齿线的悬浮法

经典的悬浮式锯齿线是由俄罗斯医生Sulamanidze发明，在7～10 cm长的不可吸收聚丙烯线上加装锯齿而成。锯齿的方向是从两侧向中间聚集，因此该线若置入皮下层，组织会向线体中间聚集。与锚定法相比，悬浮法对线体数量的限制程度相对较低，操作简单，术后颞部疼痛感较轻，恢复也比较快。

（一）临床适应证

1. 口角囊袋松垂。

2. 鼻唇沟明显。

3. 下颌缘处软组织堆积。

4. 面部软组织松垂，皮肤弹性较差。

5. 眉下垂与额纹。

（二）材料准备

1. 画线笔选择　通常用手术记号笔、画线笔或在填充术时使用的笔来做设计。手术记号笔不易擦拭，术中方便，但术后难以去除痕迹，故笔者常使用白板笔。

2. 线材选择　锯齿线产品主要分为两类，一种是单纯的锯齿线，另一种是导引套管针带线。手术时可根据术者习惯和手术部位灵活选用。

3. 导引套管针选择　为减少手术引起的淤血或组织损伤，最好选用钝针。可直接使用线与套管针一体的产品，或另行制作导引套管针使用。

选择导引套管针时，须规定套管针的内径和长度。普通锯齿线粗细为1-0，则要制成18 G，2-0则为19 G。最近推出的铸造型锯齿线或锯齿较深的线，内径需要相对粗一些（1-0为17 G，2-0为18 G）。

（三）基本设计

悬浮法埋线基本设计如图5-23所示。

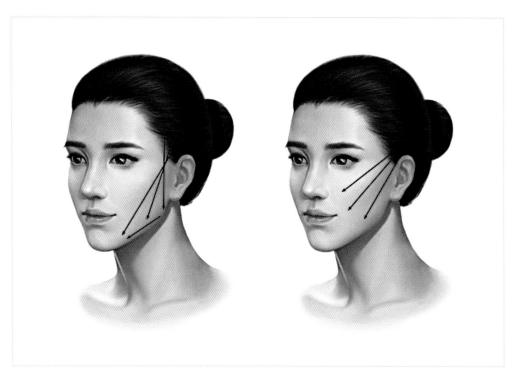

图 5-23 悬浮法埋线基本设计。左图为颧骨凸出者，右图为颧骨低平者

（四）手术步骤

1. 消毒。手术部位必须彻底消毒，避免感染发生。可选用聚维酮碘、氯己定消毒。术中有可能接触到头发，故术区周边的头皮部位也应严格按照无菌原则消毒。

2. 麻醉。进针口处采用局部麻醉，局麻药可选择含有1∶100 000肾上腺素的1%～2%利多卡因。利多卡因为酸性物质，可加入8.4%碳酸氢钠，以减轻注射时的疼痛感。术前注射含有肾上腺素（血管收缩剂）的局麻药，可起到减少出血的作用。

面部采用肿胀麻醉技术。肿胀液配比为生理盐水250 ml+2%利多卡因20 ml+8.4%碳酸氢钠10 ml+1∶1000肾上腺素0.2 ml。肿胀液使用26～30 G长针或套管针注射。双向锯齿线的锯齿部位长度通常为9 cm，因此麻醉套管针要制成长度10 cm、内径0.7～0.8 mm。麻醉后等待5 min再施行手术，以减少淤血。

3. 在面部设计部位用18 G针或尖锥刺穿皮肤。

4. 先垂直插入导引套管针，沿皮下脂肪层走针。插入过程中可向皮肤面抬起套管针以评估进针长度与层次。如果套管针过于接近皮肤面，可能导致皮肤淤血或凹陷发生。在行针过程中，套管针的轮廓清晰表明插入深度过浅，此时应拔出导引套管针重新插入。

5. 取出导引套管针的针芯，放入埋线，再拔出导引套管。为防止埋线一同被拔出，用一只手固定线，另一只手缓慢拔出导引套管针。套管被拔出一部分后，埋线的末端已钩住组织，则可以松开之前固定埋线的那只手，再拔出导引套管针即可。

6. 埋线被固定后，一边轻轻拉线，一边从两侧轻推皮肤，再用剪子剪线，线就会被埋入到皮肤中。如果真皮被剪断的埋线钩住，形成皮肤凹陷，可通过按摩消除。

（五）操作技巧

1. 利用导引套管针的操作技巧

（1）使用18 G针或尖锥在预先设计好的进针点穿刺。与针相比，使用尖锥能减少对血管的损害，故推荐使用（图5-24）。

（2）先从垂直方向插入导引套管针，深度在皮下脂肪层或浅筋膜层，然后将套管针折转90°与皮面平行，使其可在皮下移动。右利手者用右手持套管针穿刺，用左手提捏入口处皮肤，使导引套管针顺利进入理想层次，并把握导引套管针的穿行方向，以准确定位穿刺方向（图5-25、图5-26）。

如果层次过深，会造成腮腺等深部组织受损；层次过浅，则术后皮肤有可能出现褶皱或凹陷，因此要准确地找到皮下脂肪层。导引套管针穿刺到位后，即向皮肤表层方向折转，并微微挑起以估算深度。如果套管针的轮廓清晰可见或摇晃时比较生硬，则表明层次过浅，这时需要拔出套管针重新操作，使其准确地位于皮下脂肪层。

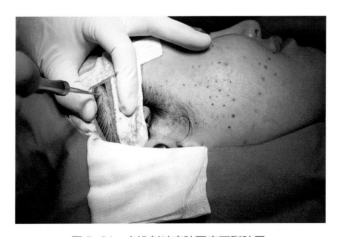

图 5-24 尖锥刺破皮肤至皮下脂肪层

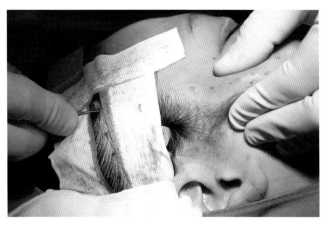

图 5-25 插入导引套管针（A）

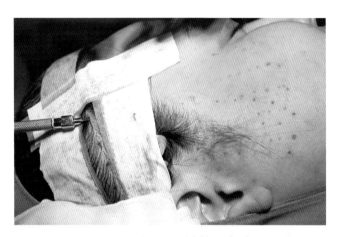

图 5-26 插入导引套管针（B）

（3）拔出套管针内芯，顺针管置入埋线，直至锯齿部位全部置入，无法继续深入为止。若术者是右利手，右手继续置入埋线，左手则逐渐拔出套管针，埋线末端的锯齿就会钩住皮下组织。将套管针拔出1~2 cm后，用右手拉线，确认埋线被软组织挂住，即可拔出套管针。

若埋线未能钩住皮下组织，可用同样的方式再操作一次。如果再次重复仍未能钩住皮下组织，则须检查埋线末端是否有锯齿，套管针内部是否堵塞，埋线是否弯折未进入套管等。必要时更换新线重复操作（图5-27~图5-29）。

（4）一只手提线，另一只手协调，确认埋线置入合适位置和牵拉力度后，让患者坐起来，观察左右是否对称。如果不对称，就在提升效果不理想的一侧置入更多的埋线或拉紧埋线来矫正。

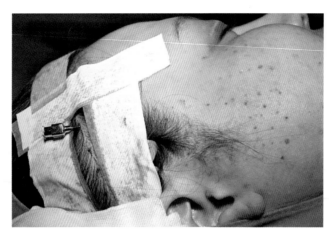

图 5-27　拔出套管针内芯

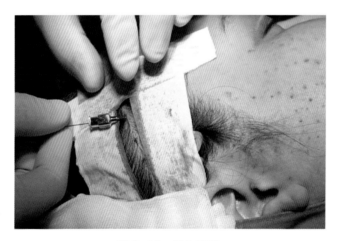

图 5-28　置入埋线

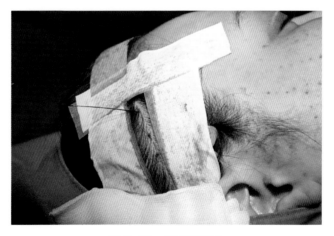

图 5-29　拔出套管针

（5）确认对称后，则可用剪刀剪去外露的埋线。出线口的部位会因牵拉而稍微凹陷，用拇指从凹陷处的远端向近端稍微用力按压，皮肤凹陷就会消失，线就能埋到皮下组织。牵拉埋线时如果用力过猛，部分钩住组织的锯齿可能发生滑脱，进而导致埋线的移动，因此要避免用力过猛牵拉埋线（图5-30）。

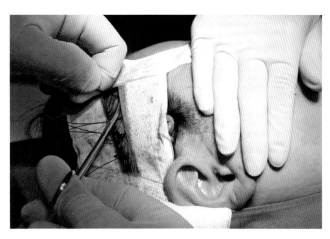

图 5-30　提紧、舒平并剪除剩余埋线

2. 针线一体或导引套管针线一体的操作技巧　其基本技术与套管针的方法一致，但是针线一体或套管针线一体的锯齿线置入皮下后，就无法矫正，因此手术时进针深度和方向须准确无误。建议先熟悉套管针后再使用该方法。

（六）并发症的预防

1. 避免皮肤凹陷和埋线移动的方法　皮肤凹陷是由于微笑、咀嚼或说话时颧大肌收缩，这时埋线末端提拉局部皮肤所致。一般术中出现的皮肤凹陷多于1～2周消失，可不必处理。若术后1～2周后，凹陷仍然存在或凹陷逐渐明显，应尽快处理，因为超过1个月后局部就可能形成组织粘连，处理难度增加，故这种凹陷应在术后1个月内处理。

术后3～4周内，沿与锯齿相反方向强力按摩，大部分凹陷会消失。按压时会有疼痛，最好在局麻后进行；如果按摩不能解决问题，则须取出埋线。

使用锯齿线时，有时埋线的两端会凸出皮肤表面，形成类似痤疮样的改变，这是由于局部线头刺激的结果，可用18 G粗针穿透皮肤，用尖镊提起后剪断。

使用双向锯齿线时，要注意不能损伤锯齿。置入埋线时应尽量使埋线两端的锯齿长度相等。另外，从线的结构上来看，与双向锯齿线相比，多向型或混合型锯齿线虽然向中间聚集的力量较弱，提升力量较差，但由于锯齿形状的特点，线的移动会较少。因此做非固定式提升时，组合使用这几种线，可有效避免皮肤凹陷等副作用的发生。以笔者经验来看，最好是按1∶1的比例使用双向锯齿线与这种起到固定/支架作用的多向型或混合型锯齿线（图5-31）。

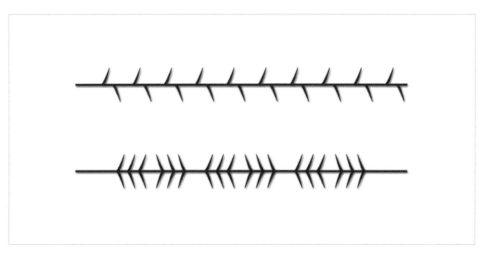

图 5-31　起固定支持作用的锯齿线

2. 防止颧骨增宽的方法　目前使用最多的双向锯齿线其有锯齿的部分长度为9 cm左右。双向锯齿线会使组织聚集在锯齿的中央部，如果使用线长9 cm的双向锯齿线，在颞部眉上1~2 cm水平向下颌方向置线时，恰好颧骨在此方向的中央部，因此组织聚集在颧部而导致颧部增宽（图5-32）。为减少该现象出现，可使用线长6 cm的短锯齿线，在外眦水平发际线处向下颌垂直方向埋线，可以减少颧部变宽的现象（图5-33）。锯齿线长度变短，悬吊皮肤的力量也会减弱，因此要使用能强力挂住组织的锯齿线。一般铸造型锯齿比切割型锯齿力量更大，单位面积锯齿数量更多，双向锯齿比单向锯齿结合组织的力量更强，可以参考上述标准选择埋线的品种。

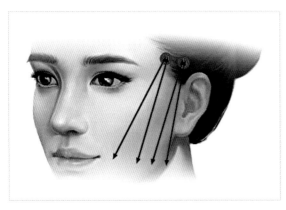
图 5-32　一般双向锯齿线埋置的设计

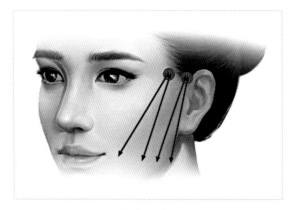
图 5-33　短锯齿线埋置的设计

（七）注意事项

1. 行悬浮法提升术后，1～2周内，手术部位会伴有疼痛感，尤其是置入埋线的进针点周围以及线的锯齿与皮肤咬合的部位。手术部位被挤压或做张大口等大幅度动作时会加剧疼痛，因此最好避免使用表情肌或张口过大等行为。

2. 术后颞部皮肤会肿胀，通常2～3周后自然消失，术前应告知患者。

3. 由于局部麻醉的原因，术后睁、闭眼会感到不适，嘴角肌肉活动不自然，也属正常现象，最好在术前提前告知患者。

4. 术后1个月内可能会出现皮肤凹陷。如果1个月后凹陷仍未消失，可能发展为永久性凹陷，因此发现凹陷时应尽快处理。

（八）临床疗效观察

手术前后对比照片如图5-34所示。

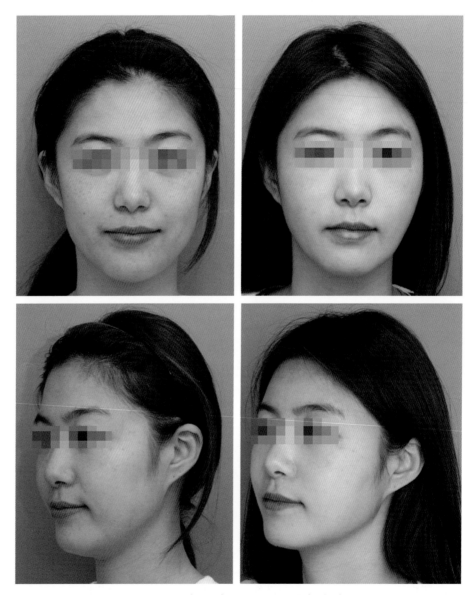

图 5-34　术前（左图）、术后 3 个月（右图）对比

二、硬性锚定法

锚定法提升术是对皮肤松垂明显或需要显著的提升效果时，采用的一种效果确定的悬吊方法。硬性锚定法（经典方法）是将向上提拉松垂皮肤的埋线固定到骨膜或深筋膜等坚固组织，属面部埋线提升术中皮肤提拉效果最强的。由于固定的组织在深部，要熟知解剖结构才能有效减少并发症。本法主要使用40 cm以上的双向长线，双向锯齿的中间部分没有锯齿。当然，单向线也可利用这一原理，经打结后将其固定到颞深筋膜上（图5-35、图5-36）。

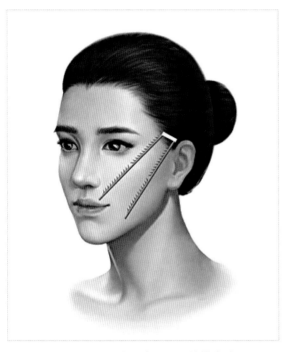

图 5-35 双向锯齿线的硬性锚定法

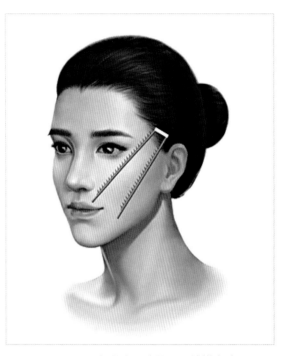

图 5-36 长单向锯齿线的硬性锚定法

（一）临床适应证

锚定法面部埋线提升术主要用于面部组织明显位移区域的提升和形态改善。具体临床适应证如下（图5-37）。

1. 鼻唇沟明显。

2. 口角囊袋松垂。

3. 面颊部皮肤松垂。

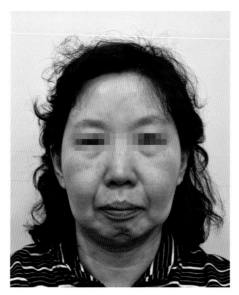

图 5-37 术前照片

4. 下颌缘皮肤松垂。

5. 口周皱纹明显。

（二）材料准备

实施面部埋线提升术时使用的物品包括麻醉药、尖锥、导引套管针、颞部弯针、镊子和剪刀等（参见第4章）。可选用口径为17～19 G的导引套管针及各种类型的置入埋线。

（三）基本设计

1. 为防止做表情或咀嚼肌运动时埋线凸出，画一条安全的边界线（图5-38中红线），下边界是嘴角到下颌骨角的延长线（水平红线），内侧边界是自眼外眦向下的垂直线（垂直红线），要避免埋线越过这些红线。

2. 埋线的入口处若始于发际后方1.0～1.5 cm处的颞部，则易于钩到颞深筋膜，也容易使套管针进入到预期部位。导引套管针的出口处须根据松弛部位和患者的状态，在安全边界线内移动。

3. 通常情况下，一侧需要使用两根以上的埋线，并根据皮肤松弛情况和患者诉求的提升方向，设计埋线的走行方向。

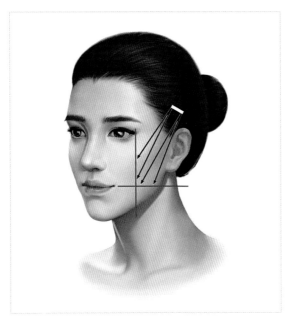

图 5-38　锚定型手术方法的埋线范围

4．细节设计

（1）下颌线（V形线）：主要是在面颊下垂时，提升下垂的皮肤以达到瘦脸效果并形成V形线的设计（图5-39）。

（2）口角囊袋：为改善口角下垂的埋线设计（图5-40）。

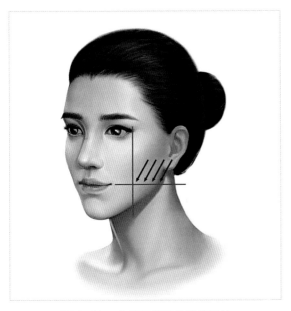

图 5-39　改善下颌缘的埋线设计

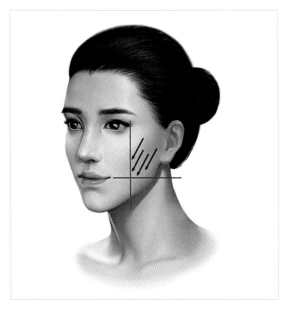

图 5-40　改善口角下垂的埋线设计

（3）鼻唇沟：为改善鼻唇沟的埋线设计，可能会导致颧部变宽，因此对于颧部宽的患者要特别注意（图5-41）。

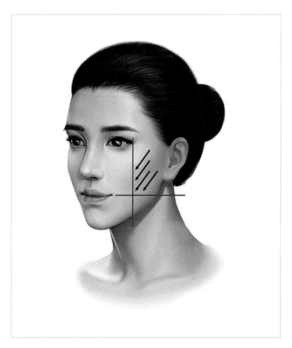

图 5-41　改善鼻唇沟的埋线设计

（四）手术步骤

1. 施行局部麻醉，针尖破皮部位要用高浓度麻醉药，一般采用含1∶100 000肾上腺素的2%利多卡因。而导引套管针经过的部位可注射肿胀麻醉液（第4章第5节"麻醉"部分已述）。麻醉生效后，建议等待5～10 min再开始手术，以预防出血和血肿。

2. 在头皮上设计的进针部位用18 G针或尖锥钻孔（图5-42）。如果操作熟练，则可以不用尖锥钻孔而直接用颞部弯针穿过。为防止头发进入孔内，可整理好头发后用胶带贴上或者剪短一部分头发，施术更为方便。

3. 固定部位要足够深以达到颞深筋膜（图5-43）。为达到足够深度，垂直插入颞部弯针，待感觉接近骨面时即可旋转弯针，并确认固定到颞深筋膜。如果未能准确地固定到颞深筋膜，固定的埋线会下垂凸出，或向下位移损伤毛囊引起脱发，应避免发生此种情况。

4.将线的一端插入孔内，再次旋转圆形颞部弯针并拔出。也可一次插入两根线再拔针，根据提升松弛组织矢量方向改变线的固定部位，因此也可钻两个以上的孔。为使线中央部分位于颞深筋膜，两侧线的长度相同后再抓线（图5-44）。

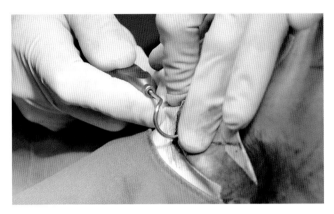

图 5-42　尖锥或颞部弯针钻孔

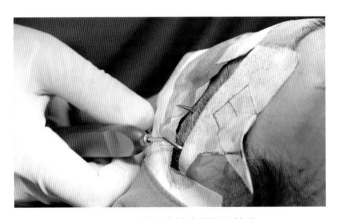

图 5-43　颞部弯针穿经颞深筋膜

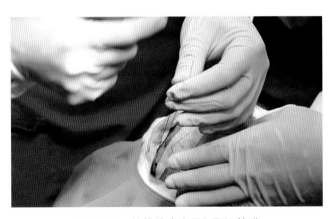

图 5-44　将线的中央置入颞深筋膜

5. 在进针口处插入导引套管针，在深部皮下脂肪层内向面部下方走行，再从出针口处刺穿皮肤而出，此时并不拔出套管，而是使导引套管针搭在出针口和进针口。贯穿套管时可左右摇晃小心行进，以免钩刮到真皮，到中间后要抬起导引套管针以确认是否有真皮被钩住（图5-45）。

6. 自进针口的套管内插入埋线，自出针口拔出埋线。看到埋线穿出后，由出口处拔出套管。这时一定要注意进针口不要带进头发，如果看到头发卷入，要用镊子拔出（图5-46、图5-47）。

7. 双侧埋线贯通皮肤后，牵拉出一段埋线后，用剪刀去除双侧出口多余埋线，以使埋线较深地埋入皮下组织，以防止面部表情肌运动时埋线穿出皮肤（图5-48）。

8. 如果去除多余埋线后，出针口皮肤有凹陷，可用手从上至下按摩消除。按摩时会发出"嘟嘟"的声音，不是埋线断裂而发出的声音，而是被钩住的组织松开时发出的正常声音。

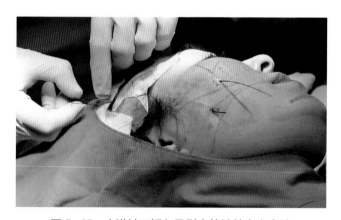

图 5-45　由进针口插入导引套管针并穿出皮肤

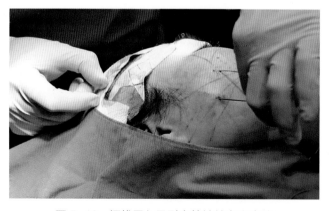

图 5-46　埋线置入导引套管针并穿出皮肤

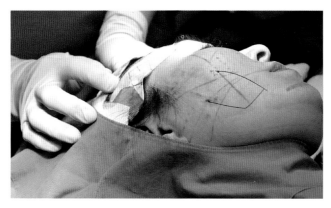

图 5-47 去除导引套管针

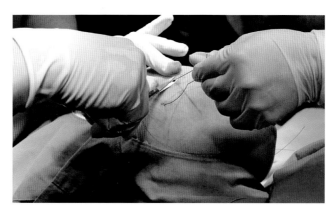

图 5-48 牵拉并剪断多余埋线

9. 患者取端坐位，观察面部形态，确认两侧无不对称、皮肤凹陷等并发症后，即可完成手术。

（五）注意事项

1. 术后1~2周，手术部位会有一些疼痛，可以口服止痛药物，避免过度使用表情肌和过度张口等动作。

2. 术后颧骨附近的皮肤会显得肿胀，平均2~3周后会变得自然。

3. 因术中局部麻醉药的影响，术后即刻睁、闭眼睛功能可能有轻度受累，且张口运动也有可能不自然，表现为轻度口歪。这些症状经过1天后会大部分消失，术前要向患者充分说明，以免患者过度担忧。

4. 术后确认效果时，最需要注意确认的是出针口处埋线穿出部位是否存在皮肤凹陷。

若有皮肤凹陷，应积极去除；若超过1个月，会变成永久性的皮肤凹陷。有时即使存在皮肤凹陷，患者也可能感觉不到，因此在可能的情况下，术后3~4周时要让患者复诊以便仔细观察，发现问题时及时处理。

（六）临床疗效观察

手术前后对比照片如图5-49所示。

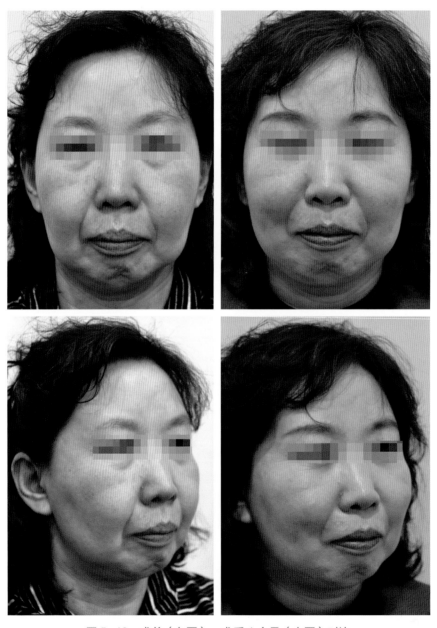

图5-49　术前（左图）、术后1个月（右图）对比

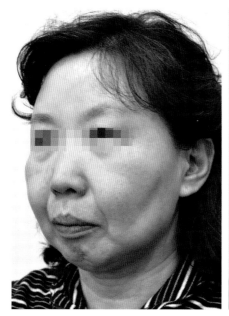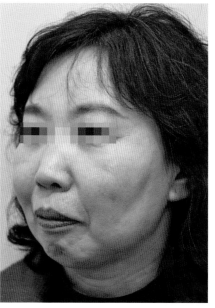

图 5-49 （续）

三、软性锚定法

软性锚定法（改良锚定法）是将可吸收线固定到皮下脂肪或浅筋膜、真皮下层等略有移动性组织的方法。其主要用单向锯齿线，在打结之后固定到有轻微移动性的组织，故亦称为打结法（图5-50）。

该法与硬性锚定法相比，固定端支持力量相对较弱，适用于较小部位的提升，无须繁琐地整理头发，手术方法简单，无硬性锚定法中常见的头痛等副作用。此外，还可避免硬性锚定法中常见的颧骨变宽现象，而且术后即刻出现的肿胀和出血等症状明显减少，患者可以即刻看到手术效果，这是其优点。

（一）临床适应证

如图5-51所示：

1. 颧骨突出。

2. 颧弓下颊部凹陷。

3. 瘦长脸型（面颊部总体脂肪较少）。

4. 口角囊袋松垂。

5. 面颊轻度下垂。

6. 下颌缘软组织堆积。

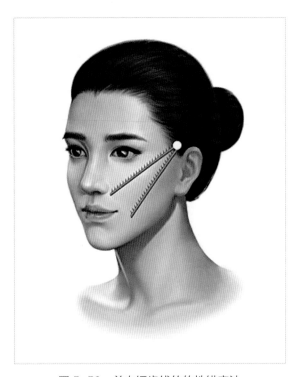

图 5-50　单向锯齿线的软性锚定法

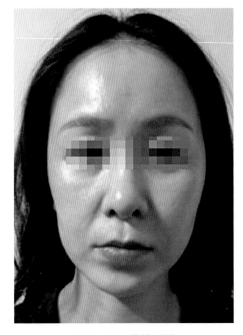

图 5-51　术前照片

（二）材料准备

1. 可吸收单向锯齿线、钝头导引套管针、麻醉用套管（脂肪移植用套管或透明质酸填充时使用的微套管）。

2. 麻醉液10～20 ml。50岁以下的求美者选用布比卡因20 ml+肾上腺素0.3 ml，50岁以上的求美者选用盐酸罗哌卡因注射液20 ml+肾上腺素0.3 ml。

3. 2%利多卡因（用于进针口浸润麻醉）。

4. 18 G针（用于进针口穿刺）。

（三）基本设计

埋线进针口部位可定在与眉毛水平与发际线交汇处，或定在耳屏上方1 cm水平（图5-52）。此外，两根线需打结。如果这两根线所形成的角度小，会出现因牵拉力量过大，线结穿入组织从而下垂的情况，故这两根线形成的角度最好维持在45°左右。

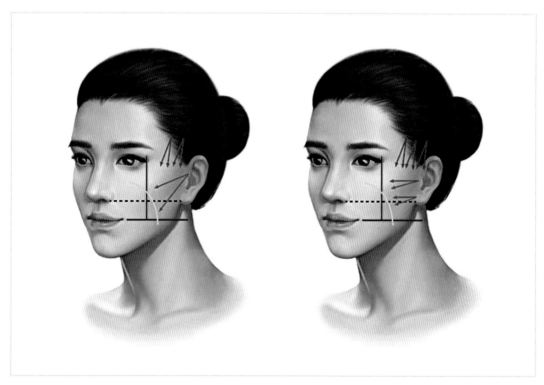

图 5-52　软性锚定法设计示例

（四）手术步骤

1. 进针点用利多卡因行局部浸润麻醉（图5-53）。

2. 用11号手术刀做一个小切口或用18 G针穿刺钻孔，切口或针孔要足够大以便线结埋入。

3. 用导引套管针或23 G针沿着埋线经过的区域进行麻醉（图5-54）。

4. 准备4根以上长度大于10 cm的单向锯齿线。

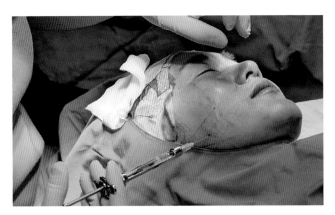

图 5-53　进针口局部浸润麻醉

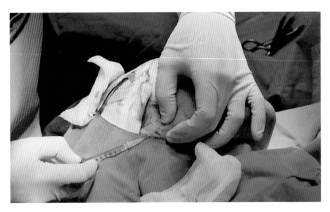

图 5-54　埋线经过区域麻醉

5. 用导引套管针插入时，要用另一只手向上夹捏皮肤，使导引套管针走行于皮下脂肪层，导引套管针在此平面走行，避免穿透皮肤（图5-55）。

6. 在进针口要确定埋线锯齿的方向，将埋线插入至导引套管针尾端，一只手拿线，另一只手缓慢拔出套管，将埋线固定于皮肤（图5-56、图5-57）。

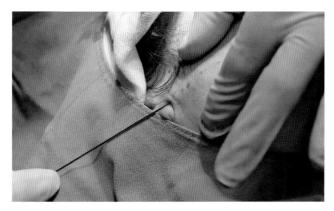

图 5-55　导引套管针插入皮下脂肪层

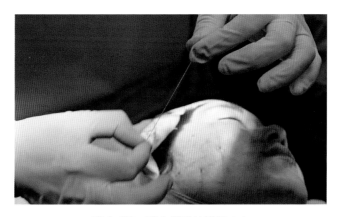

图 5-56　确定埋线的锯齿方向

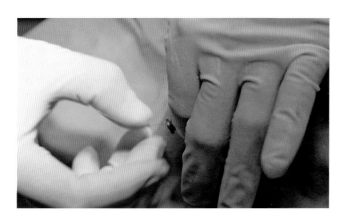

图 5-57　埋线置入导引套管针内

7. 取同一进针口，在另一根埋线要置入的位置插入导引套管针（图5-58）。

8. 拔出导引套管针内芯（图5-59）。

9. 与第6步同样的方式置入埋线后拔出导引套管针（图5-60）。

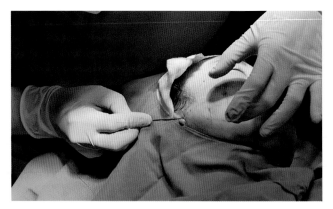

图 5-58　在另一根埋线要置入的位置插入导引套管针

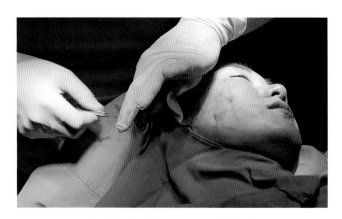

图 5-59　拔出导引套管针内芯

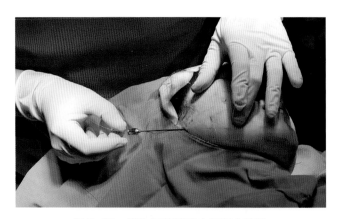

图 5-60　置入埋线后拔出导引套管针

10. 在单个进针口置入2根单向锯齿线后，将两根线打结（至少3个结）（图5-61、图5-62）。

11. 紧贴线结剪断（图5-63）。

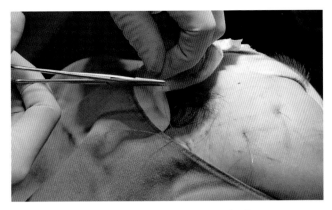

图 5-61　两根锯齿线打结（A）

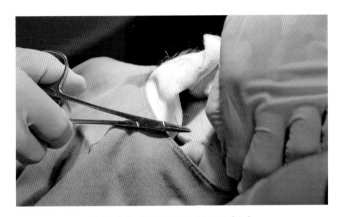

图 5-62　两根锯齿线打结（B）

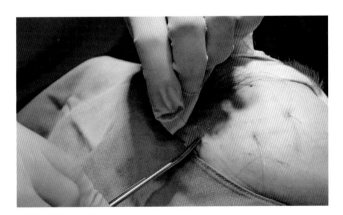

图 5-63　剪线

12. 用镊子或剪刀将线结埋入皮下组织内，术毕。

13. 术后无须使用特殊包扎。

（五）注意事项

1. 术后1～2周内，手术部位可能会有轻微疼痛，可口服止痛药物，避免过度使用表情肌和过度张口等动作。

2. 线结部位周围的皮肤会有一定肿胀，一般2～3周后会恢复自然。

3. 因手术时局麻药物的影响，术后即刻睁、闭眼可能困难，口周肌肉运动会稍显不自然，故需向患者预先说明，这些表现1天后即可消失。

4. 术后需要注意的是线结部位的疼痛和皮肤凹陷。若有皮肤凹陷，应积极处理。若超过1个月，会变成永久性的皮肤凹陷。有时早期由于皮肤水肿，皮肤凹陷不明显，因此术后3～4周要随访患者以便发现问题，及时处理。

（六）临床疗效观察

手术前后对比照片如图5-64所示。

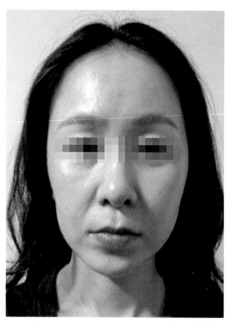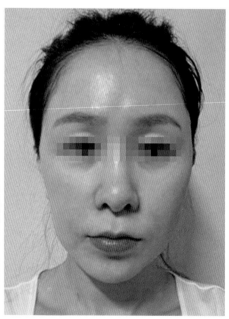

图5-64　术前（左图）、术后1周（右图）对比

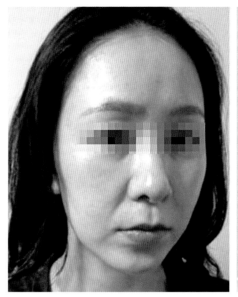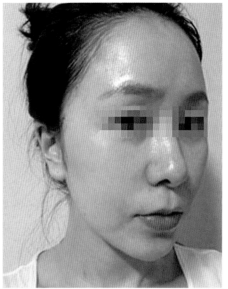

图 5-64　（续）

第 3 节
垂直提升法

面部老化是由于重力牵拉、胶原蛋白减少等多种因素作用的结果。随着年龄增长，面部组织各种支持韧带出现松弛，导致面部皮肤向下、向内侧的下垂状态，呈现看似皮肤堆向嘴角的外观，故埋线提升术中的提升方向应是与下内侧方向相反的上外侧方向（图5-65）。

既往所有面部埋线提升术和面部除皱术基本上以朝向太阳穴和耳上外侧的方向提升，实际上这些提升方向并不与面部下垂方向完全相反。为了达到良好的提升效果而向外上方过度牵引时，提升方向朝向外侧，导致表情不自然或面庞更显宽大；而牵引力度小时，提升效果又不明显，这是矛盾的（图5-66）。

因此，笔者在既往提升方法的基础上，设计了一种更符合面部老化解剖特点的新型提升方法[1]，并将其命名为"垂直提升法"。具体方法是：以颧前部（anterior malar）为中心，将皮肤按照面部老化方向（重力方向）的反方向提升，使得以往朝向外上方的斜向提升无法改善的口角纹和鼻唇沟得到改善。而且，还可以弱化颧骨变大和脸庞变宽等问题。

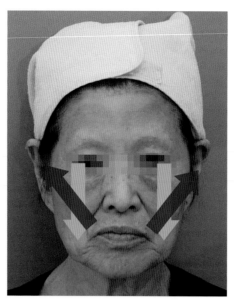

图 5-65 皮肤下垂的实际方向和提升方向的差异

（黄色：重力方向；蓝色：常规提升方向）

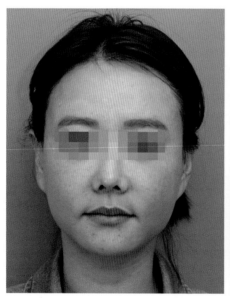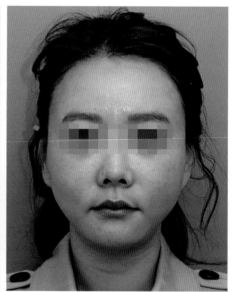

图 5-66 向外侧埋线提升时出现的面部增宽现象

垂直提升时，不使用通常的17～19 cm长度的锯齿线，而要使用6～9 cm的较短的锯齿线。由于这种较短的锯齿线牵引力较弱，因此术中会出现埋线钩到组织后无法牵引组织而脱落，或者被钩住的组织容易松脱等现象。但近期出现的铸造型锯齿线相比切割型锯齿线，具有更强的牵引力和张力，从而使短线操作成为可能。

一、临床适应证

1. 面部轻度松垂。

2. 颊部凹陷。

3. 面部皮肤下垂。

4. 颧骨凸出者。

二、材料准备

1. 6～9 cm可吸收性双向铸造型锯齿线（图5-67）。

2. 钝头导引套管针，麻醉用套管（脂肪移植用套管或面部填充术时使用的微套管）。

3. 2%利多卡因（用于穿刺点局部浸润麻醉）。

4. 18 G针（用于穿刺点开口）。

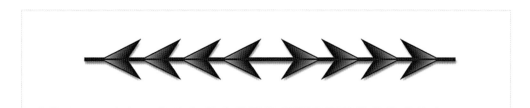

图 5-67　双向铸造型锯齿线模式图

三、基本设计

于下睑下方1 cm处插入3～4根6～9 cm锯齿线，使导引套管针末端到达口角上方 1 cm水平。拔出套管针，牵拉埋线，提升组织至满意程度后剪掉末端剩余的埋线。该法还在一定程度上实现了填充颧骨下方的空间和提升口角囊袋之目的（图5-68）。

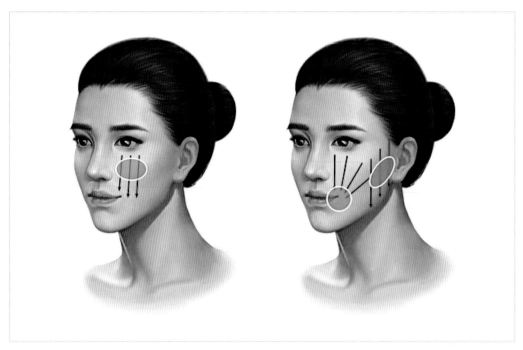

图 5-68　垂直提升法基本设计

四、手术步骤

1. 行眶下神经阻滞麻醉,可能的情况下也可沿设计好的线路注入肿胀麻醉液(图5-69)。

2. 患者取一般埋线提升术时的颈部过伸Trendelenburg体位(伸展颈部、上身略向后倾的体位),将已插入埋线的导引套管针从上至下插入皮肤内(图5-70)。操作方法是在下睑下方1 cm处埋入3~4根6~9 cm锯齿线,并使导引套管针末端到达口角上方1 cm水平。用另一只手向上提拉组织后再插入导引套管针效果较好。

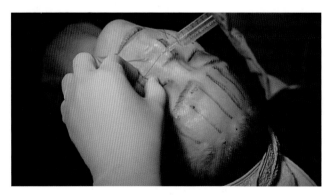

图 5-69　局部麻醉

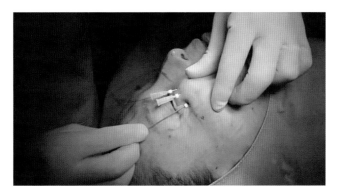

图 5-70 埋线

3. 确定牵拉线是否固定到组织上，一次性去除插入的导引套管针（图5-71、图5-72）。若有脱落，则去除埋线，重新操作。

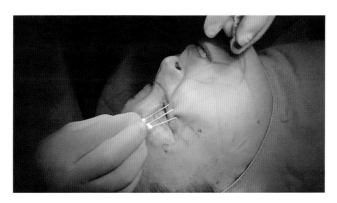

图 5-71 牵拉埋线，以确定挂住组织

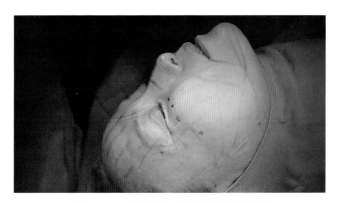

图 5-72 埋线置入后去除导引套管针

面部埋线提升术的手术方法 **089**

4. 用剪刀剪掉剩余的埋线（图5-73）。剪线时略下压皮肤以防止埋线再次经进针口脱出，随后轻微按摩以防止进针口处周围出现皮肤凹陷。

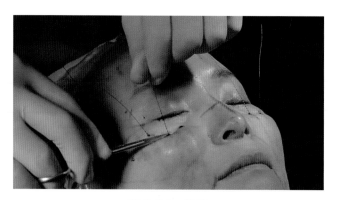

图 5-73 剪线

五、注意事项

与一般的面部埋线提升手术注意事项相同。

六、临床疗效观察

手术前后对比照片如图5-74所示。

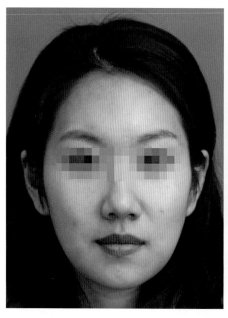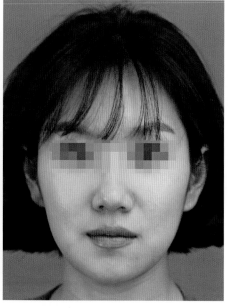

图 5-74 术前（左图）、术后 2 个月（右图）对比

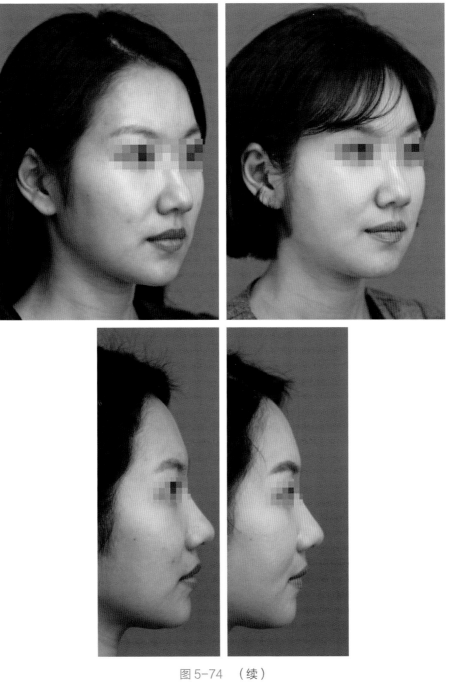

图 5-74 （续）

参考文献

[1] Kang SH, Byun EJ, Kim HS.Vertical lifting: a new optimal thread lifting technique for Asians. Dermatol Surg, 2017, 43 (10):1263-1270.

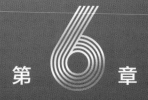

第6章

临床案例分析

第1节
埋线常用描述方法

目前线材的种类较多，有必要统一其描述方法以避免混淆。

以锯齿线为例，可按线体长度、锯齿长度、线材型号、锯齿方向、锯齿制作工艺以及使用的导引套管或针的型号为顺序进行表述（表6-1）。

表6-1　锯齿线的描述方法

线长（cm）	锯齿长度（cm）	线材型号	锯齿方向	锯齿制作工艺	套管针型号
17	9	1-0	双向	切割	18 G（C）
9	6	2-0	单向	铸造	19 G（N）
44	20	3-0	多向		

示例：17（9）cm，1-0，双向锯齿（切割型），18 G（C）×10（根）。

对于平滑线，可按使用导引针的总长度、针的粗细、线的形态（单线、多股、螺旋）、使用的导引套管或针的型号为顺序进行表述（表6-2）。

表6-2　平滑线的描述方法

针的总长度（cm）	针的粗细（G）	线的形态	套管针型号
2.5	28	单线	29 G（C）
4.0	29	多股	30 G（N）
6.0	30	螺旋	31 G（N）

示例：4.0 cm，6-0，平滑线，30 G（N）×50根。

第 2 节
结合临床案例的手术方法

一、案例01

（一）案例特点

该案例面部特点为：①皮肤厚度偏薄；②颧骨凸度小；③面部两侧存在轻度不对称；④下颌缘皮肤松垂，下颌脂肪堆积。术前照片如图6-1所示。

（二）手术设计及操作

1. 设计思路　埋线提升下面部和下颌缘轮廓线为主。为改善下颌缘轮廓线，需将组织上提，并减少下颌脂肪。因此，布线位置应在侧面部的颧骨外侧和下颌缘处。

2. 线材选择

（1）17（9）cm，1-0，双向锯齿（切割型），18 G（C）×10根。

（2）4.0 cm，6-0，平滑线，30 G（N）×50根。

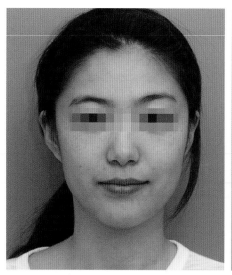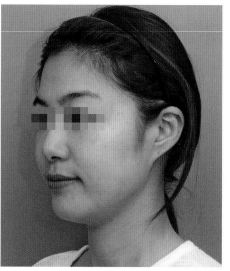

图 6-1　术前

3. 手术方法　手术基本设计如图6-2所示。

（1）锯齿线：利用锯齿线较强的提拉力，实现面部下垂组织提升和下颌缘轮廓线再塑形。

面部下垂组织提升：于眉弓水平的颞侧发际线边缘进针，用11号尖刀或20 ml注射器针头刺破皮肤，形成切口，导引套管针经此切口进入，于皮下浅层脂肪层向下行进，下界为耳垂与口角连线。埋线方法采用悬浮法，每侧3根。

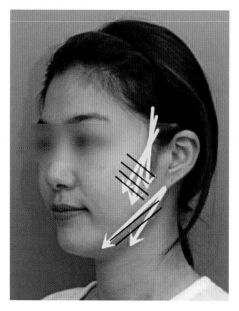

图 6-2　手术设计

下颌缘轮廓线再塑形：于耳后或耳垂下方水平，用11号尖刀或20 ml注射器针头刺破皮肤，形成切口，导引套管针经此切口进入，沿下颌缘骨体上方和下方于皮下浅层脂肪层前行，前界不超过口角垂线。埋线方法采用软性锚定法结合悬浮法，两根线作为一组，打结后埋入切口皮下组织。

（2）平滑线：平行于下颌缘和垂直于下面部提升方向埋置平滑线，每侧25根。

4. 注意事项　锯齿线提升力量不宜过大，以免引起颞部变宽和皮肤凹陷；平滑线埋置层次为脂肪层。

（三）术后效果

下颌缘轮廓线清晰可辨，下颌脂肪减少，术前、术后对比明显（图6-3）。

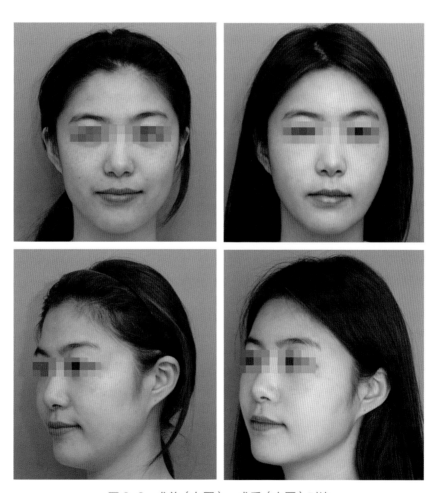

图6-3　术前（左图）、术后（右图）对比

二、案例02

（一）案例特点

该案例面部特点为：①下颌缘轮廓线柔和，面颊部丰满；②皮肤厚度一般；③颧骨凸度小；④面部两侧存在不对称；⑤双侧咀嚼肌发达；⑥下颌缘轮廓线模糊，面颊脂肪较多。术前照片如图6-4所示。

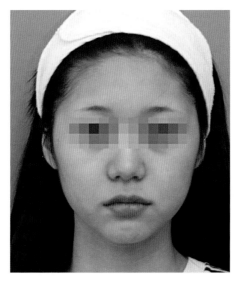

图6-4 术前

（二）手术设计及操作

1. 设计思路　面部提升应以改善下颌缘轮廓线为主，同时减少面颊和下颌缘处过多的脂肪；并配合肉毒杆菌毒素注射缩小咬肌，改善下面部轮廓。

2. 线材选择

（1）17（9）cm，1-0，双向锯齿（铸造型），18 G（C）×10根。

（2）4.0 cm，6-0，平滑线，30 G（N）×50根。

3. 手术方法　手术基本设计如图6-5所示，具体操作方法参见案例01所述。

4. 注意事项　本案例的主要治疗目的是改善下颌轮廓形态，而非面部提升为主，因此不可过度提升；在下颌线和口角囊袋处平行于下颌缘与口角纹方向埋置平滑线，注意层次，尽量避免淤血发生。

四、案例04

（一）案例特点

该案例特点为：①颈纹较深，存在真皮层断裂，下颌脂肪下垂；②皮肤厚度相对薄。术前照片如图6-10所示。

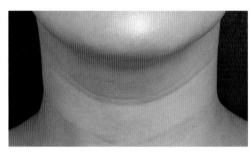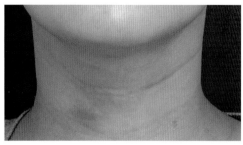

图6-10　术前

（二）手术设计及操作

1. 设计思路　减少下颌脂肪，改善颈纹，透明质酸填充局部凹陷。

2. 线材选择

（1）下颌脂肪：9（6）cm，2-0，双向锯齿（铸造型），21 G（C）×10根；4.0 cm，6-0，平滑线，30 G（N）×40根。

（2）颈纹：2.5 cm，6-0，平滑线，21 G（N）×40根。

3. 手术方法　手术基本设计如图6-11所示。

（1）锯齿线：于颈部下颌角下方，顺下颌底部方向布线，用于收紧下颌底部皮肤组织。走行层次在皮下脂肪层。埋线方法采用软性锚定法。

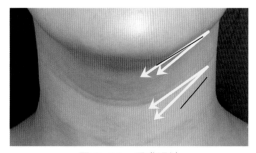

图6-11　手术设计

（2）平滑线：4.0 cm长6-0平滑线于下颌底部平行于颈纹方向水平布线；沿颈纹方向置入2.5 cm长6-0平滑线，于真皮深层平行或网格状布线。

4. 注意事项

（1）颈部活动度较大，不宜使用长锯齿线，操作时要将线插入到一定深度，走行层次在皮下脂肪层，而不是真皮层。

（2）埋线提升后再行透明质酸注射填充颈纹凹陷处。

（3）颈部皮肤较薄，选用较短的平滑线走行于真皮深层，避免过浅而在颈部显影。

（三）术后效果

术后照片可见颈纹改善、下颌脂肪减少（图6-12）。

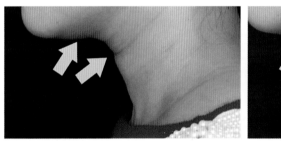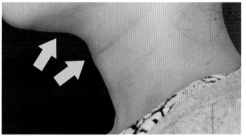

图6-12　术前（左图）、术后（右图）对比

五、案例05

（一）案例特点

该案例面部特点为：①皮肤厚度一般；②颧骨凸度一般；③面部两侧存在不对称；④颞部平坦；⑤口角下垂，下面部下垂，口角囊袋及鼻唇沟明显，下颌处皮肤松垂。术前照片如图6-13所示。

（二）手术设计及操作

1. 设计思路　改善前面部容量，改善口角纹和口角囊袋。

2. 线材选择

（1）9（6）cm，3-0，多向锯齿（切割型），21G（C）×8根。

（2）4.0 cm，6-0，平滑线，30G（N）×30根。

3. 手术方法　手术基本设计如图6-14所示。

（1）锯齿线：以眶下缘水平垂直向下布线，走行层次位于面部浅层脂肪组织深层，下端越过口角水平，沿口角囊袋赘肉区阶梯状上移排列。每侧4根多向锯齿线提拉下垂之口角赘肉，改善颧部组织容量。埋线方法采用悬浮法。

（2）平滑线：沿与锯齿线垂直方向置入4.0 cm长6-0平滑线，每侧15根，走行层次位于皮下组织。

4. 注意事项　由于垂直提升埋线操作区域位于面部表情区，故悬吊线体的走行层次必须确切，应保持于浅层脂肪深层，不可过浅或过深，而且提升力度适当，不可过度，以免引起线体突出、局部凹陷以及影响表情活动等情况。

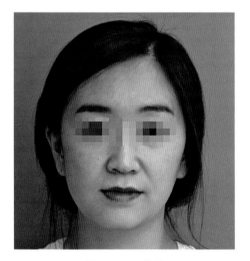

图 6-13　术前

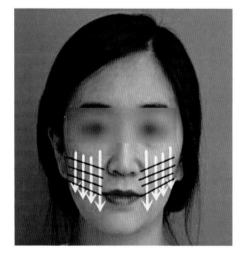

图 6-14　手术设计

（三）术后效果

术后照片可见下颌线和口角纹得到改善，术后即刻出现右侧面颊血肿，约3周后完全消失（图6-15、图6-16）。

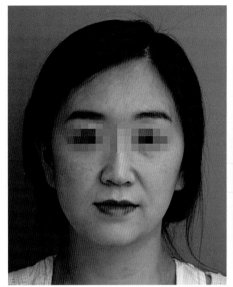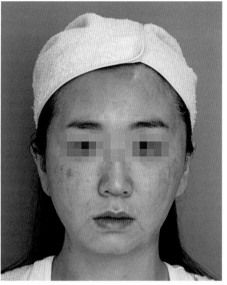

图6-15　术前（左图）、术后即刻（右图）对比

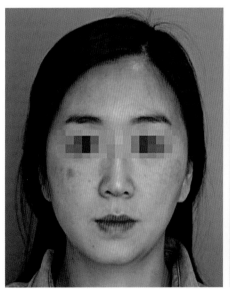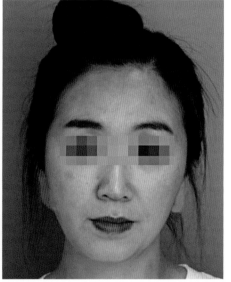

图6-16　术后（1个月、3个月）

六、案例06

（一）案例特点

该案例面部特点为：①皮肤厚度一般；②颧骨凸度正常；③面部两侧不对称；④眉毛略下垂；⑤前额皮肤弹力下降，有细纹；⑥眉下垂。术前照片如图6-17所示。

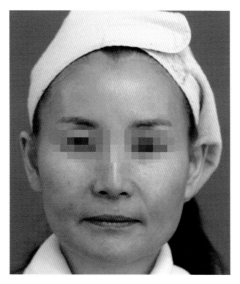

图 6-17 术前

（二）手术设计

1. 设计思路　改善前额细纹，改善眉下垂。

2. 线材选择

（1）9（6）cm，2-0，双向锯齿（铸造型），21 G（C）×10根。

（2）2.5 cm，6-0，平滑线，30 G（N）×50根。

3. 手术方法　手术基本设计如图6-18所示。

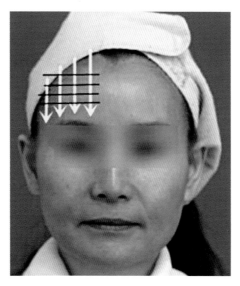

图 6-18　手术设计

（1）锯齿线：于额部发际处向下进针，走行层次为皮下、额肌表面，远端抵达眉下脂肪垫处。埋线方法采用悬浮法。

（2）平滑线：与额纹平行方向埋入2.5 cm，6-0平滑线，走行层次为真皮下组织。

4. 注意事项　前额组织相对其他组织较硬，多数情况下提升效果不明显，术前应向患者告知说明，以便降低患者对前额提升效果的期望值。另外，要注意两侧眉形的对称，也要避免埋线层次的不一致而导致的皮肤凹陷。

（三）术后效果

术前、术后对比照片可见眉提升约2 mm（图6-19、图6-20）。

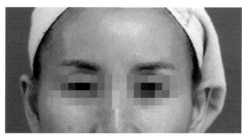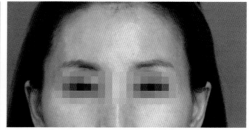

图6-19　额部术前（左图）、术后（右图）对比

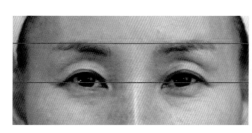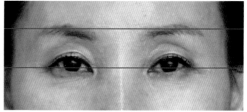

图6-20　眉眼间距术前（左图）、术后（右图）对比

七、案例07

（一）案例特点

该案例面部特点为：①皮肤厚度相对较厚；②颧骨凸度正常；③面部对称；④前额、眉间皱纹过深；⑤静止状态下皱纹明显；⑥填充剂和肉毒杆菌毒素注射难以改善。术前照片如图6-21所示。

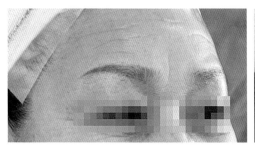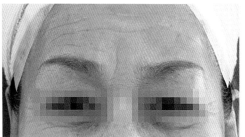

图 6-21　术前

（二）手术设计及操作

1. **设计思路**　将线埋入前额和眉间皱纹的皮下组织，起到填充作用。前额、眉间注射肉毒杆菌毒素以减轻皱纹。

2. **线材选择**

（1）6（3）cm，1-0，多向锯齿（切割型），21G（C）×20根。

（2）2.5 cm，6-0，平滑线，30G（N）×30根。

3. **手术方法**　手术基本设计如图6-22所示。

（1）锯齿线：平行于额纹方向，走行层次为皮下组织，埋置多向锯齿线。

（2）平滑线：顺额纹方向埋置2.5 cm，6-0平滑线。

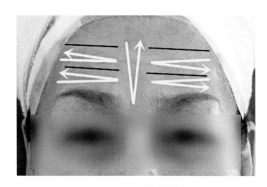

图 6-22　手术设计

4. **注意事项**

（1）前额和眉间皱纹用透明质酸填充改善效果不理想，特别是眉间还有血管栓塞的可能，选择埋线是很好的选择。

（2）埋线时层次不宜过浅。每条皱纹埋置2～3根线为宜。术后皱纹并非完全消失，但相比透明质酸填充术，确实改善明显。

（三）术后效果

术前、术后1个月对比照片如图6-23所示。

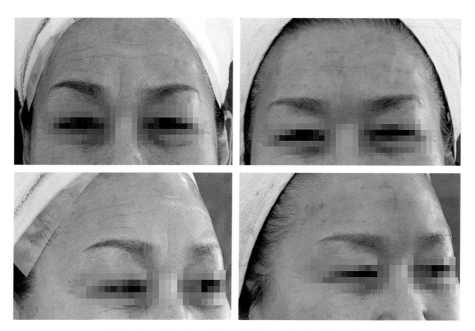

图6-23 术前（左图）、术后1个月（右图）对比

八、案例08

（一）案例特点

该案例面部特点为：①皮肤厚度薄；②颧骨凸度小；③面部两侧存在不对称；④瘦长脸型；⑤面颊部下垂，鼻唇沟和口角纹较深。术前照片如图6-24所示。

（二）手术设计

1. 设计思路 在颧骨下方操作，改善鼻唇沟和口角纹，改善面部整体皮肤弹性；手术操作尽可能避免肿胀，采用软性锚定打结法。

2. 线材选择

（1）7（7）cm，1-0，单向锯齿（切割型），18G（C）×8根。

（2）4.0 cm，6-0，平滑线，30G（N）×50根。

3. 手术方法　手术基本设计如图6-25所示。

（1）锯齿线：进针位置在耳屏前、耳垂后，用20 ml注射器针头刺破皮肤，形成切口，导引套管针于浅表脂肪层走行，抵达鼻唇沟和口角纹处，埋入单向锯齿线，每侧两组，每组牵拉至满意程度后，两根锯齿线提拉打结，线结埋入切口皮下。

（2）平滑线：垂直于提拉线埋置4.0 cm，6-0平滑线，鼻唇沟处采用网格状埋置。

4. 注意事项　提升要均匀，力度适中，不可过度牵拉，将线结确切埋入皮下。

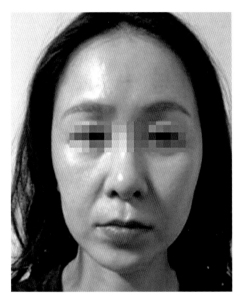

图 6-24　术前

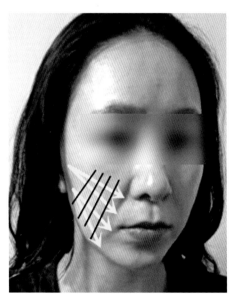

图 6-25　手术设计

（三）术后效果

术前、术后1个月对比照片如图6-26所示，可见鼻唇沟、口角纹得到改善。

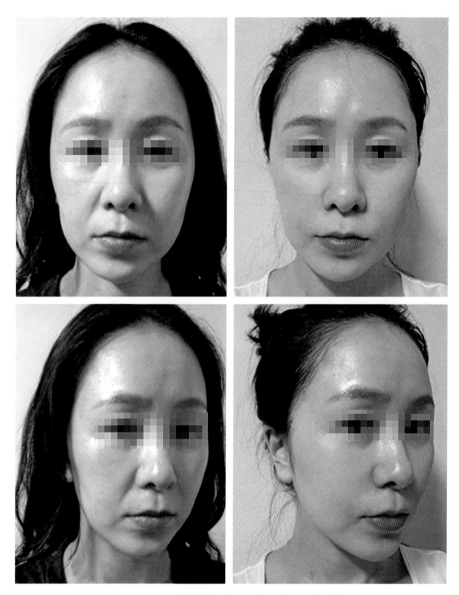

图 6-26　术前（左图）、术后（右图）对比

九、案例09

（一）案例特点

该案例面部特点为：①皮肤较厚；②颧骨凸度大；③面部两侧存在不对称；④为大多数东方女性的脸型；⑤面颊部脂肪较多；⑥鼻唇沟和口角纹明显，口角囊袋明显；⑦颧部、额部、颞部组织容量少。术前照片如图6-27所示。

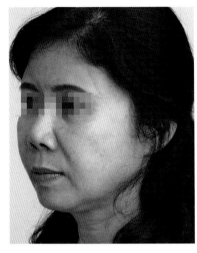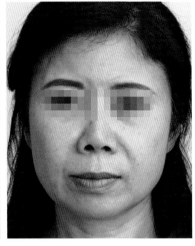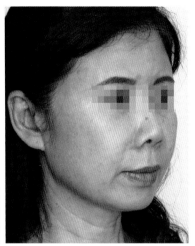

图 6-27　术前

（二）手术设计及操作

1. 设计思路　行埋线提升术，防止颧骨变宽应同时行垂直提升，线材使用数量较多，要注意调整整体张力，固定时张力不可过大。行脂肪移植增加局部组织容量，改善前额、颞部和下眶区的容量。

2. 线材选择

（1）17（9）cm，1-0，双向锯齿（铸造型），18 G（C）×10根。

（2）9（6）cm，2-0，双向锯齿（铸造型），21 G（C）×4根。

（3）4.0 cm，6-0，平滑线，30G（N）×50根。

3. 手术方法　手术基本设计如图6-28所示。

（1）锯齿线：采用悬浮法，于颞部和鬓角发际线处向下颌缘、口角囊袋、鼻唇沟方向埋置双向锯齿线，以提升下颌缘和口角处松垂组织，改善鼻唇沟形态；眶下缘用短的锯齿线行口角囊袋处软组织垂直提升，改善口角纹形态。

（2）平滑线：顺皮肤皱纹方向埋置4.0 cm，6-0平滑线。

4. 注意事项

（1）为使面部均衡、协调，面部埋线提升可同时结合前额、颞部、下睑和鼻唇沟处脂肪移植。

（2）该患者颧骨突出明显、皮肤较厚，因此要选择强力提升，但是这样会导致颧部加宽，使面部看起来宽大，患者满意度降低。故要结合眶下区垂直提升法，以避免面部增宽现象。

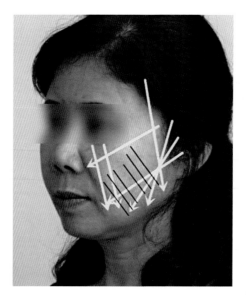

图6-28　手术设计

（3）该患者布线方法选择均匀分散布线，避开颧弓，弱化颧部增宽的因素，强化面部垂直向上的力量，这是手术的关键所在。

（三）术后效果

术后2个月照片显示面部整体变得柔和，在不使面部显得宽大的前提下改善了面部下垂（图6-29）。

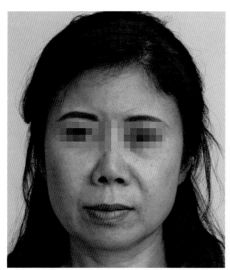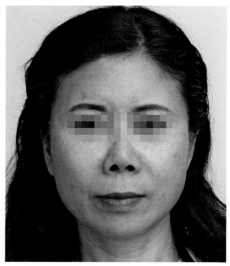

图6-29　术前（左图）、术后2个月（右图）对比

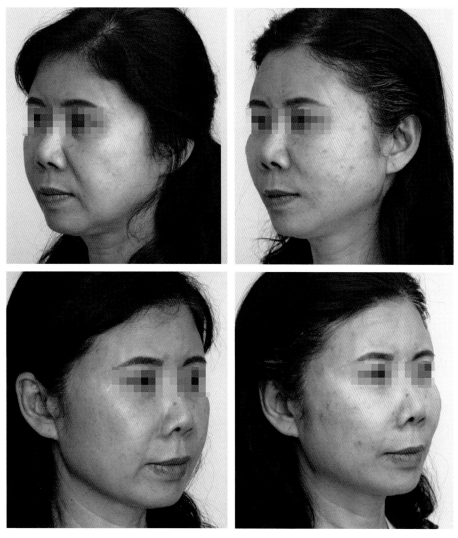

图 6-29 （续）

十、案例10

（一）案例特点

该案例面部特点为：①皮肤厚度相对较厚；②颧骨凸度大；③面部两侧存在不对称；④为大多数东方女性的脸型；⑤面颊部组织容量较多，鼻唇沟、口角纹、口角囊袋明显，伴有颧部及下面部明显下垂。术前照片如图6-30所示。

（二）手术设计及操作

1. **设计思路** 该患者颧骨凸出，皮肤厚且下垂严重，中下面部松垂最为明显，更适宜传统面部除皱术。但患者要求通过面部埋线方式改善面部老化现象。为达到强有力的提升效果，需要使用硬性锚定法，而且是该方法的绝对适应证。

2. **线材选择** 45 cm，3-0，单向锯齿（切割型），18 G（C）×8根。

3. **手术方法** 手术基本设计如图6-31所示。于眉弓水平上方约1.5 cm处颞部发际线内用颞部弯针穿透头皮至颞深筋膜，针孔携带锯齿线，拔出颞部弯针，锯齿线锚定在坚固的颞深筋膜，备用。导引套管针经此切口进入，于皮下浅表脂肪层向下行进，进针方向分别为斜向前下和下方，前界为不超过外眦垂线，下界为不超过口角水平线，置入45 cm，3-0，单向锯齿线。拔出套管针，提拉锯齿线使之钩住皮下脂肪层至满意程度，剪断外露的线头，并包埋于皮下。

4. **注意事项** 此患者手术重点为改善下面部松垂，而非改善鼻唇沟。由于颧骨凸出，若为改善鼻唇沟而采用锚定法，势必会加大上提牵拉力度。虽然这会在一定程度上改善鼻唇沟，但术后会形成颧骨凸出更加明显的外观，导致患者满意度下降。故而对于此类患者，若要使鼻唇沟得到有效改善，可注射脂肪或透明质酸等填充物。

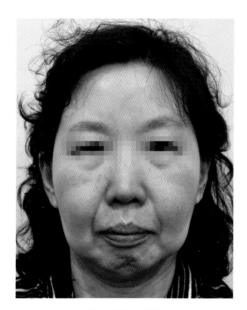 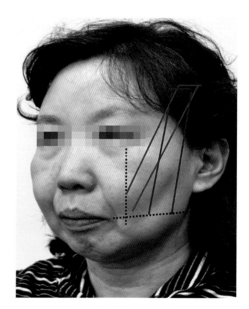

图6-30　术前　　　　　　　　　　　　图6-31　手术设计

（三）术后效果

术后1个月照片可见下面部整体得到提升，面部显得年轻、柔和（图6-32）。

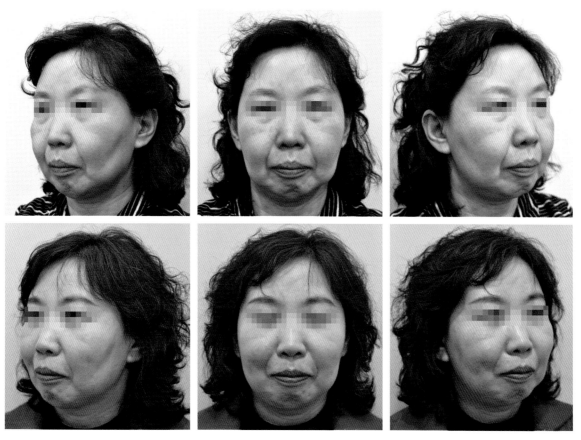

图6-32　术前（上图）、术后1个月（下图）对比

十一、案例11

（一）案例特点

该案例面部特点为：①皮肤厚度相对较厚；②颧骨凸度中等；③面部存在轻度不对称；④面颊部组织容量较多；⑤鼻唇沟、口角纹、颊中沟、口角囊袋明显，下面部下垂，下颌缘皮肤松垂。术前照片如图6-33所示。

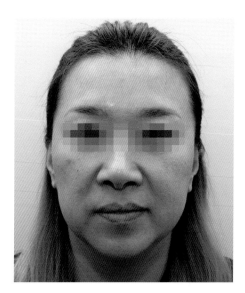

图 6-33 术前

（二）手术设计及操作

1. 设计思路

（1）该患者皮肤较厚，考虑采用锚定法埋线提升术，但由于患者在10年前接受过不可吸收线的锚定法，术后出现严重的颞侧疼痛，因此不愿意再接受该方法。因此，本次手术选用可吸收锯齿线悬浮法。

（2）在改善颊中沟方面，采用短线的垂直提升法。

（3）该患者颧骨凸度中等，不希望术后面部变宽。因此，埋线提升改善鼻唇沟的同时，需要实施透明质酸填充。

2. 线材选择

（1）17（9）cm，1-0，双向锯齿（铸造型），12G（C）×12根。

（2）9（6）cm，1-0，双向锯齿（铸造型），18G（C）×8根。

3. 手术方法　手术基本设计如图6-34所示。

（1）下面部松弛矫正：在眉弓水平和颧弓水平以上的颞部发际线边缘设计两处进针点。

用11号尖刀或20 ml注射器针头刺破皮肤，导引套管针经此切口进入，于皮下浅表脂肪层斜向前下方行进，前界为不超过口角与下颌缘垂线，终止于口角囊袋处，置入锯齿线，17（9）cm，1-0，双向锯齿（铸造型），埋入后提起锯齿线根部剪断，将线埋入切口处皮下组织。埋线方法采用软性锚定法。

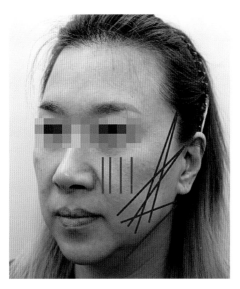

图 6-34　手术设计

（2）下颌缘轮廓线再塑形：于耳垂后下方水平，用11号尖刀或20 ml注射器针头刺破皮肤，形成切口，导引套管针经此切口进入，沿下颌缘上方和下方于皮下浅表脂肪层前行，置入17（9）cm，1-0，双向锯齿（铸造型），前界不超过口角垂线。

（3）改善颊中沟：于眶下缘内眦至外眦垂线之间选择四处进针点，垂直向下插入短锯齿线，9（6）cm，1-0，双向锯齿（铸造型），走行于眼轮匝肌下，将眶下脂肪层、鼻唇沟脂肪层及颊部内侧脂肪层悬挂上提。采用悬浮法，埋线置入后提起剪断，将线头包埋入切口处皮下组织。

4. 注意事项　预估此患者采用悬浮法埋线提升术后效果欠佳的部位，如颊中沟、鼻唇沟和口角纹等，手术同时可以填充透明质酸或自体脂肪，以配合面部提升，达到更佳的手术效果。

（三）术后效果

术后6个月照片可见下面部整体得到提升，面部显瘦（图6-35）。对于此类拒绝面部除皱和惧怕埋线术后颞侧疼痛的患者，采用悬浮法埋线提升，依从性高，可以定期进行手术。

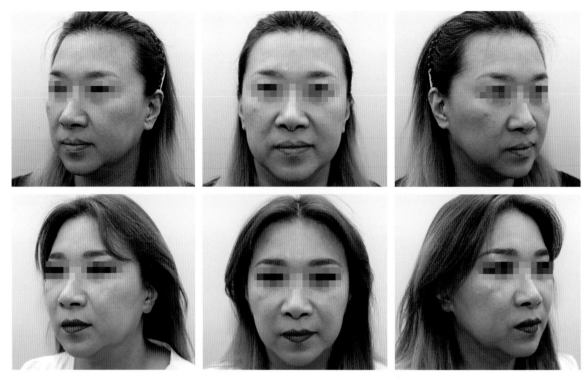

图6-35 术前（上图）、术后6个月（下图）对比

十二、案例12

（一）案例特点

该案例面部特点为：①皮肤厚度一般；②颧骨凸度中等；③面部两侧存在不对称；④面部中等程度下垂，口角纹，口角囊袋，下颌缘皮肤松垂。术前照片如图6-36所示。

（二）手术设计及操作

1. 设计思路　患者期望达到下面部提升和显瘦的效果，故考虑采用牵拉力量较大的硬性锚定法。患者同时要求改善前额凹陷，使面部呈现立体感，故考虑同时行面部脂肪移植填充。

2. 线材选择　45 cm，3-0，单向锯齿（切割型），18G（C）×8根。

3. 手术方法　手术基本设计如图6-37所示。在眉弓水平以上约1.5 cm处颞部发际线内设计两处进针点。埋线行走于皮下浅表脂肪层，进针方向分别为斜向前下和下方，前界不超过外眦垂线，下界不超过口角水平线。采用锚定法埋线提升术，每侧2组，每组2根锯齿线，具体方法详见第5章。

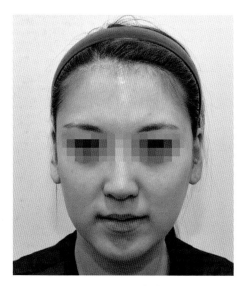

图6-36 术前

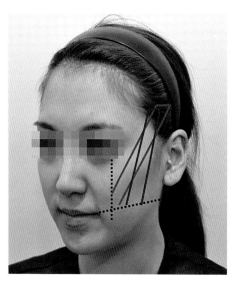

图6-37 手术设计

4. **注意事项**　下面部松垂的患者均伴有鼻唇沟和口角纹的加深，因此治疗的目标是改善下垂、鼻唇沟和口角纹。垂直向上牵拉下面部组织可以改善面部下垂和鼻唇沟形态，辅以斜向后上方的牵拉，对鼻唇沟的改善效果更佳。如果单纯采用锚定法斜向提拉组织改善鼻唇沟，会使颧部变宽，继而产生面部增大的效果，因此，操作中要以改善下垂为重点，垂直向上牵拉皮肤。

（三）术后效果

术后1个月照片显示下面部在垂直方向上得到提升，呈现面部变瘦效果，口角纹也得到相应改善（图6-38）。

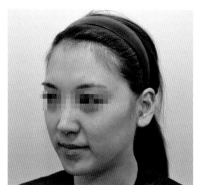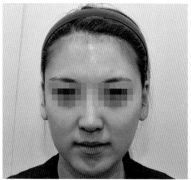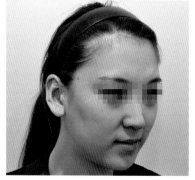

图6-38 术前（上图）、术后1个月（下图）对比

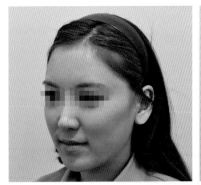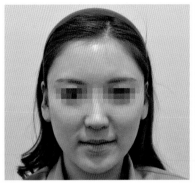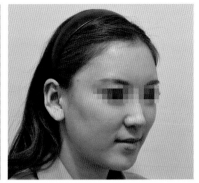

图 6-38 （续）

十三、案例13

（一）案例特点

该案例面部特点为：①皮肤厚度偏厚；②颧骨凸度小；③面部轻度不对称；④下颌部宽，下颌缘皮肤松垂。术前照片如图6-39所示。

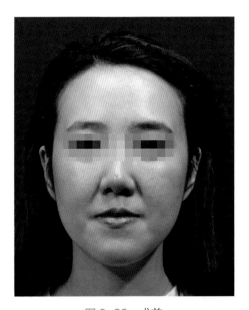

图 6-39 术前

（二）手术设计及操作

1. 设计思路　埋线提升以塑造下颌部V形线条为目的。术前评估时，用手牵拉皮肤发现皮肤移动性欠佳，故采用锚定法埋线提升术，以使手术效果最佳。

2. 线材选择

（1）44（20）cm，1-0，双向锯齿（铸造型），17G（C）×4根。

（2）17（10）cm，1-0，多向锯齿（切割型），18G（C）×8根。

3. 手术方法　手术基本设计如图6-40所示

（1）埋线进针部位为眉毛水平上方约1.5 cm处颞部发际线内，左右各标记两处进针点。

（2）自外眦向下画垂直线，自口角外侧向下颌角方向画线。在这两条线交汇处及水平线上，以1 cm为间距标记4个点，这些点为出针点（每侧共4个点）。

（3）按照前述的锚定法施术，埋置双向锯齿线，为预防过度收缩所引起的皮肤凹陷，在头皮至下颌线的连线旁边插入多向锯齿线。

4. 注意事项　强力牵拉口角旁组织会增加发生凹陷的概率，因此在接近该部位时要保守处理。为防止皮肤因过度牵拉而引起的凹陷，在双向锯齿线的周边放置多向锯齿线以避免组织过度收缩。

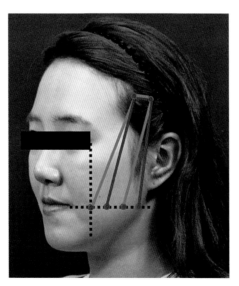

图6-40　手术设计

（三）术后效果

术后3日照片可见下颌部显瘦，颧部略显肿胀；术后2周照片可见颧部肿胀消退，看起来更加自然（图6-41）。

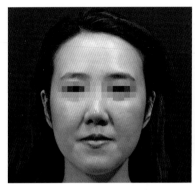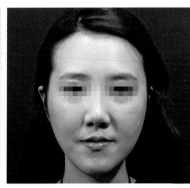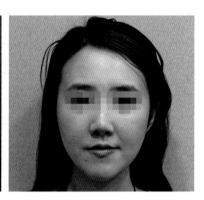

图6-41　术前（左图）、术后3日（中间图）、术后2周（右图）对比

十四、案例14

（一）案例特点

该案例面部特点为：①皮肤厚度偏薄；②颧骨凸度明显；③鼻唇沟、口角纹明显。术前照片如图6-42所示。

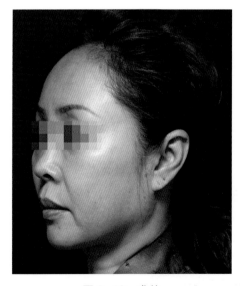

图6-42　术前

（二）手术设计及操作

1. 设计思路　患者期待强力提升效果，故实施锚定法埋线提升术。

2. 线材选择

（1）44（20）cm，1-0，双向锯齿（铸造型），17G（C）×4根.

（2）17（10）cm，1-0，多向锯齿（切割型），18G（C）×8根。

3. 手术方法　手术基本设计如图6-43所示。

（1）埋线进针部位为眉毛水平上方约1.5 cm处颞部发际线内，左右各标记两处进针点。

（2）自外眦向下画垂直线，自口角外侧向下颌角方向画线。在这两条线交汇处及水平线上以1 cm为间距标记4个点，这些点为出针点。

（3）按照前述的锚定法施术，为预防过度牵拉所引起的皮肤凹陷，在双向锯齿线旁插入多向锯齿线。

4. 注意事项　对于皮肤薄、面颊脂肪少的患者，如果做强力提升，会出现面颊部看似凹陷的情况，因此提升力度要适中。必要时要在术前预先告知患者，并可同时配合脂肪移植或填充术等改善容量问题。

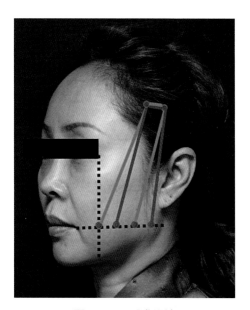

图6-43　手术设计

（三）术后效果

术后1个月时可观察到鼻唇沟、口角纹改善明显，下颌线清晰，特别是下颌角部位更加显著（图6-44）。

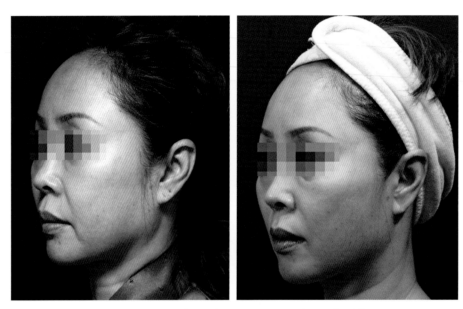

图6-44　术前（左图）、术后1个月（右图）对比

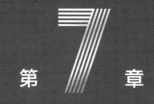

第**7**章

术后注意事项及并发症防治

第1节
术后注意事项
---

1. 为减少术后肿胀，术后3天可用冰袋冰敷面部，并在睡眠时保持头高位。

2. 告知患者保持术区清洁，针眼处涂抹医用软膏，次日可清洁面部。

3. 术后常见情况及处理

（1）若术中或术后出现无法闭眼、口角上扬或下降的情况，多为局麻药物所致，1天左右即可好转。

（2）偶尔会发生淤血现象，一般1~2周即可消退，适当热敷有助消肿。

（3）皮肤凹陷：若术后即刻出现，可采用按摩法积极处理；多数出现在术后2周至1个月，应及时到医院按摩消除；超过1个月，则局部的纤维化会使皮肤凹陷持续存在。

（4）术后面部水肿会在2~3天内消失，颞部水肿一般1周后消失。

（5）面部有时会出现疼痛，主要是间歇性的钝痛，多可耐受，很少为持续性剧痛，一般1～2周内症状即可消失。

4. 饮食方面，初期建议摄入软质食物，避免咀嚼坚硬食物。

5. 运动方面，术后尽可能保持安静状态，避免剧烈运动。3～4天后可进行轻微运动，3～4周后可从事慢跑或健身等运动。

第2节
术后并发症的预防与治疗

面部埋线提升术后并发症可多种多样，但一般很少发生严重的并发症。这些并发症大多为一过性，经过一段时间就会消失，因此不必过分担忧。以下根据临床上出现的概率简述如下，并介绍其预防和治疗方法。

一、面部不对称

术后即刻发生面部不对称的情况并非少见。应分析原因给予对症处理，若系面部两侧牵拉力量不均所致，应即刻给予矫正，调整两侧的埋线张力，包括增加或减少埋线数量，必要时重新操作。若由肿胀引起的不对称，这种情况会持续1～2周，这需要术者的经验判断，并做好患者的安抚工作。面部不对称若持续3～4周，此时应考虑矫正。

值得一提的是，在正常情况下，很多人面部本身即存在不对称，术前应认真检查，并告知患者以求得对术后效果的一致认可。同时要保存好术前照片，以便术后对效果做出评估和解释。

二、淤血和血肿

埋线提升术中频繁地使用导引针穿插于皮下组织，很难保证不发生淤血。一般轻微淤血1周内多可吸收，但严重淤血则需要较长时间才能恢复，此种情况需要向患者做好解释工作，并积极采取处理措施（图7-1）。

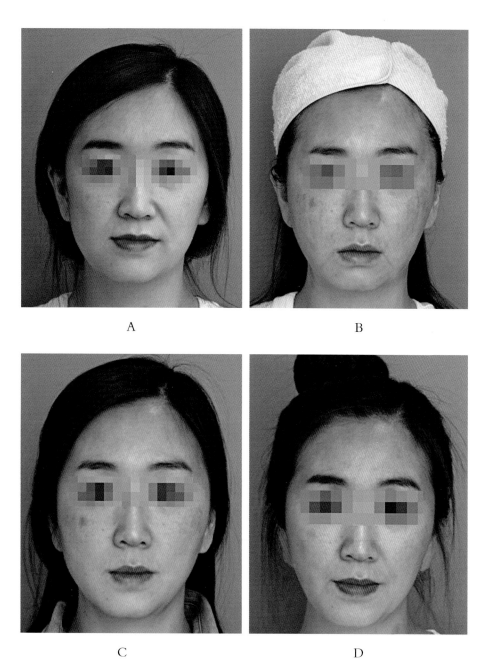

图 7-1　A. 术前；B. 术后下睑淤血；C. 术后 1 周肿胀消退，但仍可见淤血；D. 术后 3 周，淤血消失

术中轻柔操作，尽量避免淤血和血肿的发生至关重要。若发生淤血，早期48 h内的冷敷和后期的热敷对术后恢复有积极意义。应用套管针代替锐针，或者术中给予含有肾上腺素等血管收缩剂的麻醉药，以及麻醉后至少等待10 min以上再进行操作等措施，会明显降低淤血的发生率。

血肿较为罕见，以积极预防为主，轻柔操作最为关键。若操作时发生出血，应立刻停止操作并压迫出血部位约5 min，确认止血后再进行操作。若血肿严重，应考虑去除埋线。

三、疼痛

埋线提升术后，患者在做表情、说话、吃饭等面部活动时，偶尔会有异物感，尤其是锯齿线，比平滑线对周围组织的刺激更大，有时还会感觉到疼痛。患者的主诉从不适到略有异物感，再到疼痛以至于疼痛难忍，程度不等。疼痛的临床表现也多种多样。

就疼痛程度而言，通常粗线比细线痛感明显，锯齿多且强力大的线比无锯齿的线痛感明显。此外，固定到颞深筋膜的术式疼痛更明显。表情肌活动或咀嚼肌运动时，痛感会增加，因此要注意避免过度做表情、食用坚硬不易咀嚼的食物等。此外，睡觉时如果置入埋线的一侧被压，疼痛也会加重，因此建议术后1周左右尽量仰卧位睡眠。

疼痛最快可在1~2天内消失，一般2周左右仍会有不适主诉，根据情况也可持续数月。但如果术中使用的是可吸收线，随着埋线降解吸收，大部分症状会逐渐消失。术后2周内偶有头痛，若突然发生肿胀及疼痛，应考虑血肿、炎症的可能性。

四、可见埋线轮廓影或可触及线体

埋线位置表浅、线体较粗以及皮肤菲薄等情况下，皮下可触及埋线的存在，也可见埋线的轮廓影（图7-2）。一段时间后，此种情况大部分会自然消失。因此，对于皮肤菲薄者，应尽可能将线埋入深部或使用细线。

如果患者非常不适或可能留下瘢痕，应果断去除埋线。如果触及到埋线末端，可切开皮肤1.5~2.0 mm，按压线末端或使用小蚊式钳轻拉即可去除埋线；如果触及到埋线中间部位，可切开1.5~2.0 mm，用小镊子或小皮肤钩钩住线的中间部位拉出去除。

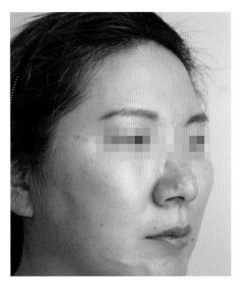

图 7-2　唇周可见或可触及埋线

五、皮肤凹陷

皮肤凹陷指被牵拉的皮下组织像酒窝般凹陷的现象（图7-3）。皮肤凹陷可以是术后为加强提升效果而有意留下的，也可能是术后1~2周后迟发的。术后4周以内要求患者到院随访，发现问题并及时处理，一般可通过按摩舒平凹陷，操作时如有疼痛，可在局部麻醉下进行。如果通过按摩无法消除凹陷，应去除埋线。

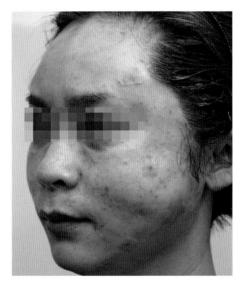

图 7-3　术后皮肤凹陷现象

六、颊中沟加重

颊中沟多见于下睑退缩或颧脂肪垫容量不足或下垂者，主要成因为眼轮匝肌支持韧带松弛，使颧前软组织下移，在微笑或静止时，皮肤受到韧带牵拉而形成。其轻微时不易察觉，容易被忽视，埋线提升术后可能会加重。因此，应在术前认真观察颊中沟的存在，标记范围，术中埋线不要穿过颊中沟，可在其上方牵拉组织向外上方提升，力度适当，不可过大[1]（图7-4）。

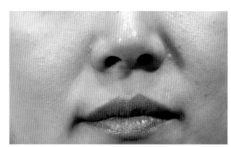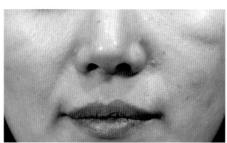

图 7-4 颊中沟加重

七、埋线的移动和凸出

使用锯齿线时，埋线可能会向下方或上方移动，并像痤疮一样凸出来（图7-5）。这种现象是因为线的固定部位力量弱，无法抗衡相反方向移动的力量而发生的。使用双向锯齿线时，很重要的一点是，要避免损伤线上的锯齿，而且埋线时应尽可能使线两侧锯齿的长度接近。如果线的末端像痤疮一样凸出来，可用18 G针头刺穿皮肤，夹住线头上提并下压皮肤组织后剪除线体突出部分。

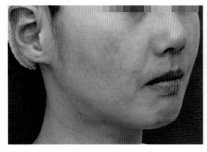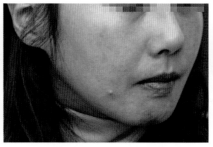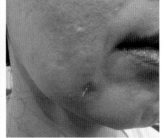

图 7-5 术后埋线凸出

八、术后感染

一般在无菌操作原则下埋线提升术后发生感染的概率很小（图7-6）。埋线提升术属于外科手术范畴，必须严格遵守无菌、无创的原则进行操作，也是避免术后发生感染最重要的步骤。埋线术后发生感染的原因与糖尿病、免疫力低下、激素用药史等全身因素有关，需术前认真询问病史。除此之外，最主要的原因就是无菌操作不严格所致，例如头发与埋线一同进入皮肤创口引起慢性感染等。

近年来，随着长效吸收线和不可吸收线使用数量的增加，感染的发生率有增加的趋势，特别是非结核分枝杆菌感染[1]。这种感染临床表现为病程长，埋线走行区域反复感染，经久不愈，反复发作，破溃明显，病情难以控制，对抗菌药物不敏感。控制感染的最终方法为通过再次手术完整去除埋线。

治疗原则上以预防为主，严格的无菌操作是必须遵循的。另外，发生感染后早期可全身应用抗菌药物，并应尽早切开并取出埋线。

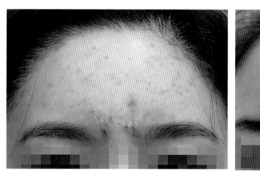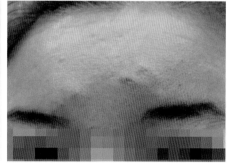

图 7-6　前额和眉间埋线后出现的炎症反应

九、神经损伤

埋线提升术后发生神经损伤的情况极其罕见，多为一过性损伤。轻柔操作、避开神经走行、掌握埋线穿行层次是避免神经损伤的重要步骤。使用钝性导引套管针可降低神经损伤的风险。

十、瘢痕

埋线提升术一般使用细线，不会留下明显瘢痕，但对于某些瘢痕体质的患者，针痕会比预期持续更长时间，因此要预先确认。极罕见的情况下，手术部位会有脱发，很可能是由于线材埋置过程中损伤毛囊所致。因此，在头皮部位行埋线提升术时要尽量在深层操作。

十一、腮腺损伤

与腮腺损伤相关的并发症非常罕见，多见于埋线走行层次过深引起。术后即刻或进食后腮腺肿胀且有疼痛，要怀疑腮腺损伤的可能。腮腺损伤还可导致其他并发症，如皮瘘等，出现这种情况时，应优先使用强效广谱抗生素积极治疗（表7-1）。为避免此类副作用，在腮腺区域内埋置线体时可捏起皮肤后再插入导引套管针，并注意不要埋入过深。

表 7-1 腮腺损伤的治疗

1. 加压
2. 连续抽吸
3. 药物治疗：预防性抗生素治疗 5～7 天，可给予阿莫西林克拉维酸钾 500 mg，每日 3 次
4. 肉毒杆菌毒素注射：可暂时抑制乙酰胆碱释放以缓解症状

参考文献

[1] 石冰，王炜，高景恒. 线技术面部年轻化与形体塑造. 北京：北京大学医学出版社，2019：168.